PETITE BIBLIOTHÈQUE MÉDICALE
A 2 FR. LE VOLUME

MALADIES

ET

MÉDICAMENTS

A LA MODE

Par le Docteur DEGOIX

Rédacteur en chef
du *Petit Médecin des Familles* et de l'*Hygiène pratique*
Vice-Président de la Société d'Hygiène de l'Enfance
Membre du Conseil d'Administration de la *Société Française d'Hygiène*
Membre de la Société de Médecine pratique
Officier d'Académie

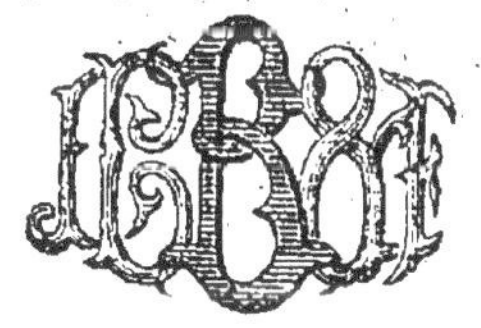

PARIS

LIBRAIRIE J.-B. BAILLIÈRE ET FILS

19, rue Hautefeuille, près du boulevard Saint-Germain

1891

MALADIES

ET

MÉDICAMENTS A LA MODE

PETITE BIBLIOTHÈQUE MÉDICALE

BASTIDE, Les vins sophistiqués, procédés simples pour reconnaître les sophistications. 1 vol. in-16 160 p......... 2 fr.

BRAMSEN. Les dents de nos enfants. Conseils aux mères. 1 vol in-16, 144 p., 50 fig............................. 2 fr.

CAUVET. Procédés pratiques pour l'essai des farines. 1 vol. in-16, 100 p., 74 fig............................. 2 fr.

CORFIELD. Les maisons d'habitation, leur construction et leur aménagement selon les règles de l'hygiène, par W.-H. CORFIELD., 1 vol. in-16, 160 p., 54 fig...................... 2 fr.

DEGOIX. Hygiène de la toilette, 1 vol. in-16, 160 p. (sous presse)... 2 fr.

— **Hygiène de la table,** 1 vol. in-16, 160 p. (sous presse). 2 fr.

GIRARD et de BREVANS. La Margarine et le beurre artificiel, par Ch. GIRARD, directeur du Laboratoire municipal et J. de BREVANS. 1 vol. in-16, 172 p................. 2 fr.

GROS. Mémoires d'un estomac 4º *édition*, 1 vol. in-16, 186 p... 2 fr.

JOLLY. Le tabac et l'absinthe, leur influence sur la santé, 2º *édition*, 1 vol. in-16, 238 p...................... 2 fr.

— **Hygiène morale.** L'instinct, la curiosité, l'imitation, l'habitude, la mémoire, l'imagination, la volonté, 1 vol. in-16 376 p. .... 2 fr.

MAGNE. (A.) Hygiène de la vue, 4º *édition*, 1 vol. in-16, 320 p.. 2 fr.

MONAVON. La coloration artificielle des vins. 1 vol. in-16, 160 p.. 2 fr.

MONTEUUIS. Les enfants aux bains de mer, 1 vol. in-16, 150 p. avec fig...................................... 2 fr.

MURRELL. La pratique du massage, action physiologique, emploi thérapeutique. Introduction par le Dr DUJARDIN-BEAUMETZ, 1 vol. in-16, 164 p. avec fig.................. 2 fr.

PÉRIER. La première enfance, guide hygiénique des mères et des nourrices. 3º *édition*, 1 vol. in-16, 280 p. avec fig.. 2 fr.

— **La seconde enfance,** guide hygiénique des mères 1 vol. in-16, 236 p....................................... 2 fr.

— **Hygiène de l'adolescence,** 1 vol, in-16 de 172 p... 2 fr.

MALAPERT DU PEUX. Le lait et le régime lacté, 1 vol in-16, de 169 p... 2 fr.

RECLU. Manuel de l'herboriste, Culture, récolte, conservation, propriétés médicinales des plantes du commerce. 1 vol. in-16, 160 p. 52 fig.................................. 2 fr.

SAPORTA (A. de) La chimie des vins. Les vins naturels. Les vins manipulés et falsifiés, 1 vol in-16, 160 p. avec fig... 2 fr.

ZABOROWSKI. Les boissons hygiéniques, 1 vol. in-16, 160 p. 24 fig... 2 fr.

MALADIES

ET

MÉDICAMENTS

À LA MODE

Par le Docteur DEGOIX

Rédacteur en chef
du *Petit Médecin des Familles* et de l'*Hygiène pratique*
Vice-Président de la Société d'Hygiène de l'Enfance
Membre du Conseil d'Administration de la *Société Française d'Hygiène*
Membre de la Société de Médecine pratique
Officier d'Académie

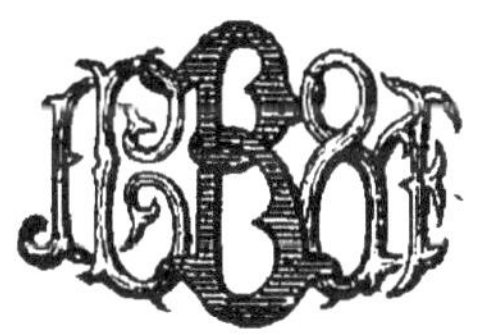

PARIS

LIBRAIRIE J.-B. BAILLIÈRE ET FILS

19, rue Hautefeuille, près du boulevard Saint-Germain

—

1891

AVANT-PROPOS

Le titre que nous avons choisi nous semble suffisamment expliquer le but que nous nous sommes proposé d'atteindre, et ce but, nous le résumons en dénonçant dès à présent notre intention de présenter au lecteur un tableau — aussi vivant et aussi parlant que possible — des *maladies à la mode*, qui affligent notre pauvre humanité. De ces maladies nous avons recherché avec soin les causes et le moyen de les prévenir, les effets et le moyen de les conjurer.

Nous devions évidemment commencer par les « *maladies nerveuses* », ce siècle étant éminemment « le siècle de la névrose » ; puis voici venir les affections si multiples de l'*estomac*, celles de la *poitrine*, et, pour finir, tout ce lamentable défilé des maux qui s'abattent sur nous et font si petits les médecins et les malades.

Sous cette rubrique : « *Les médicaments à la mode* », nous racontons l'origine, le mode d'emploi, les effets de ces remèdes, nés d'hier et destinés, les uns à survivre, les autres à disparaître après une vogue éphémère, mais dont il faut

user, comme dit un ancien, pendant qu'ils guérissent encore. Nous n'avons eu garde, comme
on le pense, d'oublier ces bons vieux médicaments qui vivront autant que l'humanité.

En continuant par le livre l'œuvre de vulgari-
sation scientifique que nous avons entreprise
dans un grand nombre des journaux parisiens,
nous avons eu à cœur de présenter au public des
notions dégagées de tout pédantisme scientifique,
faciles à lire et à comprendre, accessibles à tous,
et satisfaisant néanmoins à ce besoin supérieur
qui nous pousse à acquérir sans trop de peine
des connaissances rigoureusement exactes et réellement pratiques.

Nous avons voulu être utile; puissions-nous
avoir réussi.

Dr DEGOIX

10 janvier 1891.

I

MALADIES A LA MODE

LA MORPHINOMANIE

Les anciens représentaient Morphée tenant à la main une poignée de pavots avec lesquels il touchait ceux qu'il voulait endormir, et on lui donnait des ailes de papillon pour exprimer sa légèreté.

Avec les progrès de la chimie, nous avons changé tout cela; aux pavots nous avons substitué la morphine, un des principes actifs de l'opium qu'ils fournissent, et si quelque peintre veut encore représenter le dieu Morphée, il devra lui placer dans la main, au lieu des pavots procurant le sommeil léger, une seringue à injecter remplie du poison donnant le sommeil lourd et profond. C'est beaucoup moins poétique, mais c'est beaucoup plus vrai.

Les propriétés soporifiques incontestables de la morphine qui font de ce produit un sûr moyen d'endormir et de calmer la douleur, devaient naturellement être mises à profit par le médecin. La douleur existe en effet, puisque dans toutes les maladies, et pour peu qu'elles s'exagèrent, le malade réclame un soulagement immédiat.

Alors, règle générale, le médecin n'hésite pas, et tirant une mignonne seringue de son étui, il injecte bien vite le soporifique sous la peau du patient. Celui-ci a d'abord redouté la piqûre qui allait lui être pratiquée ; il a tressailli en sentant son épiderme perforé par l'aiguille creuse; mais le soulagement est si prompt qu'à l'avenir il n'aura plus cette appréhension et priera lui-même le médecin de le piquer encore.

Qu'il s'agisse d'une colique hépatique, d'une colique néphrétique, de crampes d'estomac, d'une névralgie quelconque, le médecin sera appelé en toute hâte avec son narcotique enchanté.

. Jusque-là, le praticien, restant maître d'administrer le remède avec discernement, le malade ne court aucun danger, et nous aurions tort de nous élever contre une médication qui se rend si facilement maîtresse de la douleur.

Mais ici surtout l'excès est nuisible, et si les injections de morphine procurent de grands avantages quand on s'en sert à propos, elles exposent à de graves inconvénients quand on en abuse.

Sans parler de l'empoisonnement qui peut résulter d'une dose de morphine trop forte, les piqûres trop fréquemment répétées peuvent entraîner une *misère organique* extrême, qui favorise, non seulement le développement de la phtisie, mais encore d'une foule d'autres affections que la débilité générale ferait éclore.

Toutefois, le danger le plus grave résultant de l'abus de la morphine, est la passion qui pousse un individu à se pratiquer des injections hypodermiques.

Nous l'avons vu trembler d'abord devant la première piqûre ; il se fâcherait aujourd'hui si vous lui enleviez la seringue avec laquelle il déchire sa peau, déjà couverte de trous et de petits abcès, au point qu'il ne sait plus où pratiquer une injection.

Et ne croyez pas qu'il cherche dans ces injections à outrance l'allègement d'une souffrance réelle ; dès qu'il a pu, trop souvent grâce à la faiblesse de son médecin, se procurer la seringue et la morphine nécessaires, il a d'abord voulu prévenir le retour de la douleur qui ne le menaçait plus, puis il s'est si bien habitué à vivre et à penser sous l'influence du médicament, qu'il en est venu à recourir à lui comme à un excitant et à un stimulant indispensable.

Qui n'a vu des gens du monde en possession d'un petit arsenal d'instruments à injections et d'une quantité de morphine suffisante pour empoisonner eux et toute leur famille.

A table, au théâtre, dans un salon, ils trouvent toujours le moyen de s'esquiver un instant pour se livrer à leur passion, quand ils ne peuvent « faire joujou », selon l'expression du docteur Zambaco, en pleine société.

Et c'est ainsi que les malheureux arrivent progressivement à prendre dans une seule journée d'invraisemblables doses de morphine. Eux, ils y sont habitués ; loin d'avoir des nausées, des vomissements, ils paraissent plus gais, et peuvent, sous son influence, se livrer à leurs occupations favorites. Mais, bien qu'il soit toléré, le poison n'en poursuit pas moins lentement son œuvre.

Un jour arrivera bientôt où le malheureux *morphinomane* pâle, amaigri, cachectique, décharné, dyspeptique, ne pouvant plus manger pour réparer les pertes de son organisme, ne sera plus capable du moindre effort intellectuel. Il sait qu'il se tue et s'épuise en efforts impuissants pour résister à la passion qui l'extermine ; il fait des promesses à son médecin, qui le conjure de diminuer les doses de morphine, mais il est fatalement poussé vers l'abîme ; il n'est plus assez maître de lui pour s'arrêter. Bien plus, il devient méfiant, goûte à sa solution pour se rendre compte de son degré d'amertume, pèse ses paquets de morphine pour s'assurer qu'on ne l'a pas trompé sur la quantité de poison qu'ils contiennent.

A ce degré, le morphinomane est un homme perdu si quelque influence irrésistible, si quelque maladie ne vient le mettre dans l'impossibilité de poursuivre jusqu'au bout son suicide inconscient.

Vous cherchez maintenant à guérir ce pauvre malade, mais n'aurait-il pas mieux valu l'empêcher de devenir morphinomane ?

Pour cela, il eût peut-être suffi qu'on eût refusé une ordonnance spéciale.

Aussi ne pouvons-nous trop nous élever contre la faiblesse inexplicable avec laquelle certains médecins, ne voulant pas déplaire à leur client, encouragent, pour ainsi dire, et facilitent ces détestables et meurtrières pratiques.

Quant aux pharmaciens — s'il en existe encore — qui délivrent plusieurs fois sur une même ordonnance des quantités vraiment considérables de ce redoutable poison, ils ne sauraient ignorer qu'à l'exemple de Gribouille, ils empoisonnent leur client pour conserver sa clientèle.

A Berlin, la police s'est vue forcée par l'abus qui se fait de la morphine d'en réglementer la vente et de défendre aux pharmaciens d'en délivrer une dose si faible qu'elle soit sans ordonnance du médecin.

En France, une loi existe aussi réglementant la vente des poisons, mais le nombre des accidents, des suicides et des cas de morphinomanie, prouve suffisamment que tous les pharmaciens ne la respectent pas, et qu'il est toujours facile de se procurer, sans prescription médicale, du laudanum, de la morphine et même des pilules d'opium.

Et malgré les avertissements donnés par les médecins, aucune mesure spéciale, et nous le constatons avec douleur, n'a été prise contre les funestes tendances que nous avons dénoncées.

LA MIGRAINE

Le nom scientifique de la migraine est *hémicrânie*, par cette bonne raison que cette affection essentiellement nerveuse n'attaque d'habitude que la moitié tantôt droite, tantôt gauche, de la tête, toujours dans les alentours des tempes ou du temporal.

Il est peu de malaises plus fréquents, il en est peu de plus insupportables, et, chez certaines personnes qui y sont prédisposées, ce malaise atteint les proportions d'une véritable et persistante douleur.

On-connaît les effets de la migraine (et ce nom, hâtons-nous de le dire, est tout simplement une corruption du mot *hémicrânie*, corruption toute populaire, que la médecine a fini par adopter et sanctionner), on en connaît, dis-je, les effets ; on ne les connaît même que trop.

C'est en vain que les plus éminents praticiens en ont recherché les causes. Et nous ne nous tromperons pas beaucoup en affirmant qu'elles sont multiples, toutes résidant dans le système nerveux sans localisation assignable, apparaissant tout à coup et se manifestant à diverses parties de l'organisme, puis s'évanouissant comme par enchantement après avoir soumis aux plus rudes épreuves les sujets pour la plupart arthritiques qu'elles affectionnent tout particulièrement.

Si, comme nous l'avons dit, certaines personnes ressentent ces douleurs plus ou moins régulièrement, selon qu'elles y apportent des dispositions que l'on pourrait qualifier d'héréditaires, il en est d'autres chez qui les occupations habituelles développent avec rapidité et continuité les tendances à la migraine. De tous les gens, par exemple, qui vivent de travaux intellectuels, il en est bien peu qui lui échappent (1). Les douleurs sont même poussées jusqu'à une exacerbation complète qui affecte le système nerveux tout entier et qui, si elle persiste, si on n'en combat pas les causes avec énergie et résolution, conduit infalliblement à la névropathie, à l'hypocondrie et à tous ces phénomènes baroques, si communs, hélas ! de nos jours.

(1) Voyez Réveillé Parise, *Hygiène de l'esprit*. Paris, 1889.

Les femmes, avons-nous besoin de le dire? par leurs organes particuliers et le fonctionnement de ces mêmes organes, sont plus sujettes que les hommes aux maux de tête ; on pourrait même dire de beaucoup d'entre elles que c'est là leur état chronique. De là des aberrations mentales, des humeurs bizarres, des fantaisies absurdes, un déséquilibrement absolu des facultés pour lesquels nous sommes obligés à plus de pitié que de colère.

Il peut sembler étrange que la médecine moderne en soit encore à chercher le remède d'un fléau si généralement répandu, mais qui fort heureusement n'a pas les terribles conséquences que les pessimistes en voudraient tirer.

Nous nous sommes plus d'une fois servi avec un certain succès d'une injection de cocaïne sous le cuir chevelu, à l'endroit précis ou la douleur se fait le plus vivement sentir ; mais nous sommes aussi bien forcé de dire que nous n'agissions ainsi que dans le but de calmer un instant des souffrances aiguës dont nous nous sentions incapable de prévenir le retour. C'était un sédatif dont nous nous servions et non une cure que nous voulions tenter.

Peut-être s'étonnera-t-on que nous n'ayons pas encore parlé de l'antipyrine, cette panacée universelle qui a fait tout autant de bruit que le salicilate de soude et dont de fréquentes expériences nous ont d'ailleurs appris le mérite et les vertus.

Pourquoi ne préconiserions-nous pas aussi la morphine ?

Nous le répétons, pour les cas aigus, les *crises*, rien de mieux, mais pour une guérison complète, il n'est rien, cher malade, et croyez-nous bien, comme une hygiène bien entendue, réglée, méthodique, de la sobriété dans le boire et le manger, de la tranquillité dans l'esprit.

L'HYPOCONDRIE

L'HYPOCONDRIE était connue de l'antiquité, puisque Platon chassait de sa République « ces hommes occupés à rêver des souffrances imaginaires, ayant perdu toute aptitude pour les sciences, incapables de comprendre et de méditer. »

L'hypocondrie consiste, en effet, dans la crainte de maux imaginaires ne se basant sur rien ou bien dans l'exagération de maux réels dont le malade tire de fausses déductions qu'il exagère encore.

Cette affection, dont on se préoccupe trop peu dans le public, se termine généralement par la guérison, mais il ne manque pas de cas où le mal entraîne de fâcheuses complications ; il n'y a donc pas lieu, sous prétexte de souffrances imaginaires, d'abandonner les malheureux hypocondriaques à leur triste sort.

L'hypocondrie étant une affection morale, c'est au traitement moral que le médecin doit avoir recours ; celui-ci doit toujours laisser croire qu'il prend au sérieux les souffrances même imaginaires, et ses instructions à l'entourage devront être telles que rien ne puisse d'abord permettre au malade de douter un instant qu'on ne s'intéresse à lui.

Les distractions, les exercices, les voyages constituent un des meilleurs moyens pour amener une diversion dans les idées tristes des hypocondriaques. La distraction est si puissante que plus d'une fois les vrais malades oublient leurs souffrances tant que leur esprit est occupé à quelque chose lui offrant de l'intérêt.

J. J. Rousseau raconte (1) que, pendant son voyage de Paris à Montpellier, où il allait se faire soigner pour une maladie de cœur, il fut tellement distrait par les charmes de Mme de Larnage qu'il oublia qu'il était malade; il ne se souvint de ses maux, dit-il, qu'en entrant dans Montpellier,

Si la distraction a une pareille puissance chez ceux qui souffrent réellement, que ne doit-on pas attendre d'elle chez les personnes qui n'ont que la peur du mal?

Les médicaments sont en général inutiles, mais comme le médecin doit, avant tout, capter la confiance de l'hypocondriaque, il serait maladroit de paraître refuser à celui-ci le traitement qu'il attend de l'homme de l'art.

C'est ici que le formulaire thérapeutique a dû s'enrichir de ces médicaments aux noms aussi baroques que présomptueux, qui ont tous pour base la mie de pain ou l'eau claire.

J'ai vu un pauvre malade imaginaire retrouver le sommeil sous la seule influence de quelques pilules de mie de pain.

Un autre éprouvait les effets les plus bizarres

____

(1). J. J. Roussean, *Confessions*.

DEGOIX, Maladies.   2

sous l'influence de quelques cuillerées à café d'eau,
à la suite de l'absorption desquelles il pouvait quitter le lit et marcher, ce qu'il n'avait fait depuis
plusieurs mois.

Une femme se crut guérie d'un squirre imaginaire
par l'éruption que produisit une friction sur l'estomac avec quelques gouttes d'huile de croton.

Je pourrais multiplier à l'infini toutes ces guérisons aussi promptes qu'inespérées, produites chez
ces pauvres malades, grâce à la confiance qu'ils
avaient dans leur médecin.

Mais, me direz-vous, c'est de la suggestion que
vous faisiez-là ? Je ne m'en défends pas, et je crois
qu'aux autres maladies où l'hypnotisme pourrait,
entre les mains du médecin, — je ne l'admets pas
ailleurs, — rendre de réels services, il faut ajouter
l'hypocondrie (1).

LA NOSTALGIE

Une noble et belle maladie, s'il en fut, le souve-
nir immarcessible (que l'on me pardonne cette expression qui rend cependant bien ma pensée) de
l'endroit qui vous a vu naître, village, hameau,
bourg, sous-préfecture. Et ceux qui en sont frappés
n'en peuvent être guéris. Eternellement dans leur
cerveau contristé chantent les airs du pays; éternellement, devant leurs yeux hypnotisés passe la
vision charmante et douloureuse d'un coin tout

(1) Voyez Cullerre, *Magnétisme et Hypnotisme*, 2ᵉ édition. Paris, 1887.

particulièrement cher, une coiffe blanche sous le sureau familier, la haie d'aubépine et de chèvrefeuille où sifflent les bouvreuils et les mésanges, le ruisseau qui rappelle d'inoubliables chasses à la truite, que sais-je encore ? Ces mille riens dont la vie est faite et qui, en somme, sont toute la vie.

D'inexorables statisticiens veulent que certains pays soient affectés de ce mal... indéfinissable, à l'exclusion d'autres contrées qui, pour ne pas être citées, n'en ont pas moins place dans ce martyrologe du chauvinisme local.

Si cette maladie avait pu être inventée, les Suisses pourraient en revendiquer tout l'honneur. A l'époque où, d'ailleurs, très grassement payés, les fils de l'Helvétie servaient sous le drapeau français, les officiers de leurs régiments faisaient jouer de temps à autre, pour remonter le moral de leurs soldats, l'air réconfortant du *Ranz des vaches*.

Chez nous, à une époque plus rapprochée, nous dirons même de nos jours, les Bretons qui sont forcés d'abandonner leurs villages, leurs fermes et leurs vallons pour obéir à la loi militaire apportent avec eux, dans les garnisons, une dissolvante et irrépressible tristesse. Le son du biniou national vient-il par hasard à frapper leurs oreilles, les voilà qui redressent la tête ; leur œil terni par de noires visions s'éclaircit et se rassérène ; quelque chose vient soudain leur chanter dans le cœur la touchante évocation du pays lointain et perdu, qu'il soit noyé dans les brumes maussades de la *mor bihan* (petite mer), ou dévoré par d'improductifs ajoncs dont ils aiment tant les fleurs d'or, presque semblables à des genêts. Les méridionaux non plus que les berrichons ne manquent pas de ces phrases musicales qui les mettent hors d'eux.

Chose étrange, si nous ne savions combien le moral exerce d'action sur le physique, cette maladie mentale, à proprement parler, prend, sitôt qu'elle a choisi son sujet, l'aspect d'une véritable affection organique qui attaque et dissout progressivement les tissus, enlève l'appétit, cerne les yeux et pince le nez, rend caves les joues et jaune le front, jusqu'à ce que mort s'ensuive. Citer des cas, on ne le pourrait, hélas! que trop.

On comprend facilement que le malade, s'il a déjà en lui les germes d'une affection quelconque, les voit immédiatement se développer avec une rapidité très appréciable. L'abattement qui a fondu sur lui a déjà brisé toute son énergie. Sa pensée, toujours en proie à d'amères et stériles songeries, s'étiole et s'oblitère complètement. Tout ce qui peut conjurer le danger d'une maladie chronique, la raison, le courage, la patience, tout s'est effondré dans cette dissolution latente, mais inexorable de l'individu aux prises avec des mirages aussi décevants qu'éternels.

Et pour lutter contre le mal, c'est en vain que le médecin recourra aux remèdes les plus connus. Peut-être à force de fer et de quinquina pourra-t-il enrayer les progrès des maladies greffées sur la nostalgie, mais tant qu'il n'aura pas enlevé la cause, il n'empêchera pas le retour des mêmes effets. Les personnes qui voyagent sur mer et qui en éprouvent le malaise bien connu, guérissent, dit-on, dès qu'ils ont aperçu la terre. Prenez un Breton bien malade, mettez-le en wagon et dites-lui : « Tu vas revoir ton toit de chaume, ton clocher avec le petit cimetière aux tombes gazonnées, tes vieux amis des *pardons* joyeux, tes bœufs et ta charrue » vous aurez opéré en un instant une réaction salutaire, une cure merveilleuse.

LE MAL DE MER

La Naupathie, plus généralement connue du public sous le nom de *mal de mer*, est une affection encore mal définie dans ses causes, mais dont les effets n'ont été que trop éprouvés par ceux qui ont seulement fait la traversée de la Manche.

Rien de plus poétique que l'ascension d'un paquebot et l'avenir qui sourit là-bas, derrière l'horizon, par de là les lignes laiteuses du ciel que troublent, comme des mouvements de cils gigantesques, les ondulations de l'Océan.

Et sur la jetée vers laquelle tous les regards sont encore tournés, c'est comme une envolée de mouchoirs qui figureraient des mouettes. Rires et larmes, adieux qui se croisent dans la brise marine, le tout au milieu d'un bruit de cabestans qui grincent, de voiles qui clapotent, de chaudières qui grondent et d'officiers qui commandent.

Rapidement, la terre fuit, s'évanouissant dans l'espace comme un décor de théâtre qui petit à petit s'enfoncerait dans les praticables.

Puis, quand tout a disparu, qui dirait les angois-

ses des âmes, attachées à ces parcelles de rivage
et tout à coup dépaysées, désorientées, livrées à la
solitude entre deux immensités menaçantes, l'eau,
le ciel.

Les voilà donc, ces aventureux passagers, livrés
décidément et sans défense au mal qui va fondre
sur eux. C'est d'abord une inquiétude sourde, une
angoisse profonde, une quasi-défaillance, puis des
sueurs, et tout à coup l'estomac se révolte complètement. Les hoquets se suivent courts, pressés, in-
terrompus et voici... la débâcle. Elle est de celles
qu'il est difficile de décrire. Les peintres les plus
réalistes eux-mêmes ne s'y sont point risqués. Mais
comme nous ne voulons pas nous livrer à des fantaisies de couleurs, nous allons mettre les pieds sur
le terrain plus sec des conjectures scientifiques.

D'où provient le mal de mer? Question à laquelle jusqu'ici nul n'a pu répondre que par des
hypothèses plus ou moins plausibles.

Évidemment, une des causes de cette singulière
affection est ce sentiment du vague, l'instinct de je
ne sais quels périls courus qui s'emparent du voyageur et lui causent un malaise indéfinissable. Il
se trouve dans un milieu dont il n'a pas l'habitude,
et il faut savoir comme nous sommes routiniers
pour comprendre ce que cette observation peut
avoir de valeur. Viennent se joindre les oscillations
du navire qui jettent dans la circulation normale
du sang un trouble inaccoutumé. Ne faut-il pas
aussi tenir compte de l'air ambiant?

On a essayé de tout pour prévenir le mal et tout

ce que l'on a préconisé comme « antidote » s'est trouvé annulé par l'expérience.

— Mangez beaucoup, — disent les uns .

— Ne mangez pas, — disent les autres.

— Ne buvez pas! — proclament avec emphase quelques adeptes d'une société de tempérance.

— Grisez-vous! — s'écrient des conseillers alcooliques.

Que faire au milieu de tant d'opinions contradictoires?

Notre opinion, que nous donnons d'ailleurs pour ce qu'elle vaut, est que le mal de mer s'adresse tout spécialement à certaines organisations, tout en en respectant d'autres, sans que l'on sache précisément les motifs de ces préférences.

Tous ceux qui ont eu l'occasion de passer par les affres de la *Naupathie* savent, comme nous, que les souffrances en sont terribles. On se croirait près de la mort, on l'appelle même comme une libératrice. Mais heureusement et maternellement sourde à ces appels, la mort s'abstient. Car nous avons affaire ici à une de ces maladies occasionnelles que l'on a presque l'habitude de tourner en ridicule à cause de son innocuité. Les cas sont rares où le mal de mer s'est permis un dénouement tragique(1).

Au milieu même de la crise, si par hasard la voix d'un matelot fait entendre ce cri familier et trois fois béni : Terre! Vous voyez ausssitôt tous les malades se relever, s'élancer sur le pont et les douleurs ont,

(1) Voyez Fonssagrives, *Hygiène navale*, 2º Edition. Paris, 1877.

comme par enchantement, disparu, volatilisées au contact d'une baguette de fée.

Est-ce à dire qu'il n'y ait rien à faire contre ce mal que je me permettrai de qualifier de *coutumier*? Non, il est certainement quelques précautions à prendre, des mesures préventives, si l'on veut, qui ont bien une certaine efficacité, mais pas d'efficacité certaine. Mais quoi? sait-on qui est sujet au mal de mer et qui ne l'est pas ?

L'AGORAPHOBIE

Il ne faudrait pas croire, bien que nous soyons en plein nervosisme, que nous ayons inventé des maladies qui n'existaient pas au bon vieux temps. Les noms ont changé ; les manifestations se sont modifiées, mais au fond, c'est toujours le même diable logé dans le même sac et la même étiquette collée par dessus.

La maladie dont nous nous occupons, pourrait se définir « la peur des espaces vides », mais il ne faudrait pas la confondre avec le vertige.

Du haut de la colonne de Juillet, comme du haut de Notre-Dame ou de la tour Eiffel, certaines personnes éprouvent le vertige de l'attraction. Ils n'osent regarder au-dessous d'eux, et cette commotion toute morale n'en produit pas moins une intolérable angoisse physique. Une sueur abondante vient baigner le front du patient ; il tremble de tous ses membres ; ses genoux fléchissent sous lui et il tomberait dans le vide s'il ne s'accrochait à quelque obstacle ou s'il n'était empêché par l'interposition d'un garde-fou quelconque.

Dans l'agoraphobie, le sujet, dès qu'il se trouve en présence d'un espace relativement plus étendu que ceux qu'il vient de parcourir, s'arrête net et s'appuie, car il se sent osciller. Sa vue se brouille et ses idées perdent subitement leur netteté. Une force irrésistible le cloue au sol d'où il ne peut se détacher. Quand à la vacuité du cerveau, elle est complète et les oreilles s'emplissent de bourdonnements. On voit alors le malheureux, après de pénibles efforts, retourner sur ses pas, et dès qu'il est un peu éloigné de cet espace qui l'a terrifié, il reprend son assurance, tout prêt à se reprocher à lui-même ses inexplicables défaillances ou à s'en moquer jusqu'à nouvelle épreuve.

Pascal, vers la fin de sa vie, quand il traversait un pont, ne pouvait se défendre d'un sentiment de profonde angoisse. Il trébuchait à chaque instant; son regard dépravé lui faisant voir des deux côtés de sa route des abîmes entr'ouverts où il craignait de rouler (1). Et lui qui faisait parler si haut la raison humaine en était arrivé à se défier de sa propre raison! Oh! le peu que nous sommes, même quand nous avons du génie!

Les causes de l'agoraphobie sont encore loin de nous être connues. Elles se rattachent sans nul doute à tout un faisceau de phénomènes nerveux dont chacun a une origine particulière et quo l'on pourrait caractériser. Beaucoup de nos confrères

(1) Voyez Lelut, *l'Amulette de Pacsal*. Paris, 1847.

ont invoqué comme explication le *vertige stomacal*. Ce n'est là qu'une simple hypothèse qui ne peut s'appuyer sur une démonstration sérieuse et ne résiste pas d'ailleurs à la discussion. Qu'ils soient ou non en état de vacuité stomacale, les agoraphobes éprouveront devant les mêmes espaces les mêmes effets de gêne cérébrale et nerveuse.

Il peut paraître étrange qu'on n'ait pas jusqu'ici observé un agoraphobe au point de définir nettement la maladie, son point de départ et son point *terminus*. D'abord il est très difficile d'avoir un agoraphobe sous la main. La plupart des personnes qui sont atteintes de ce mal, comme d'ailleurs les épileptiques, les choréiques, etc., ont une certaine pudeur qui les arrête au moment de l'aveu, et si on leur demandait de se prêter à des expériences qui fixeraient le médecin, ils refuseraient tout net.

Deux causes qui nous paraissent déterminantes peuvent pourtant être affirmées : les fatigues cérébrales et l'alcoolisme.

Nous ne pouvons non plus nous dispenser de parler de l'estomac, cet impérieux et tyrannique moteur de toute notre machine. Nous sommes convaincu qu'une personne qui se nourrit bien et qui ne boit *que juste ce qu'il faut*, échappe naturellement à ces troubles nerveux.

Il a été dit aussi que l'agoraphobe redoutait l'obscurité. Il nous semble que l'on confond ici deux phénomènes qui existent séparément et ne sont ni fatalement ni indissolublement liés. Nous avons connu des agoraphobes que la nuit n'effrayait nullement, et, d'un autre côté, nous pourrions citer de ces névropathes à qui la nuit inspire un insurmontable sentiment d'effroi.

Ne serait-il pas curieux de rechercher ici le rôle que peut jouer l'hérédité ?...

Quoi qu'il en soit, la présence de cette affection chez le malade est toujours le symptôme d'une extrême faiblesse physique.

C'est donc cette faiblesse qu'il faut s'attacher à combattre par tous les moyens que la science moderne met à la disposition de ces pauvres névrosés. Mais, nous le répétons, ils ne sont pas faciles à soigner, toujours soupçonnneux, toujours aigris et le plus souvent désespérés au point d'envisager très froidement la possibilité d'un suicide qui mettra fin à leurs souffrances.

L'eau froide, les douches et une nourriture régulière, viandes rôties et bon vin, lutteraient avantageusement contre cet état morbide qui intéresse tant la médecine, mais qui lui fait si cruellement toucher du doigt son insuffisance.

L'ÉPILEPSIE

Cette maladie, ou plutôt cette affection, remonte à la plus haute antiquité, et, chose particulière, elle s'est toujours produite dans les mêmes conditions, avec les mêmes symptômes et les mêmes manifestations.

Le nom populaire de cette affection malheureusement trop répandue est le « *haut mal* ». C'est ainsi qu'on la désigne dans la rue où les cas en sont fréquents.

Il n'est pas de parisiens qui ne se soient, sur leur route, heurtés à un attroupement toujours grossi par cette terrible badauderie qui se déchaîne sur notre capitale avec une *furie* toute particulière. Vous aussi, vous vous approchez. C'est tout simplement un pauvre diable, qui, tout à coup saisi par un accès de son mal ordinaire, s'est affaissé là, comme une masse, ou plutôt est tombé *de son haut*. Le voilà couché à terre, inerte pendant quelques instants ; puis tout à coup la poitrine, qu'oppresse un râle significatif, s'élève, s'abaisse ; le visage se convulse ; une bave rougeâtre découle de la bouche tordue, et la tête, secouée de spasmes étranges, frappe le sol avec un bruit sourd ; puis les jambes se mettent à jouer avec de sinistres contorsions. Ne croirait-on pas assister à une agonie ?

Friands de ce peu réjouissant spectacle, nos bons contemporains s'en repaissent de tous leurs yeux, jusqu'au moment où le malade, après trois ou quatre minutes de ces mouvements désordonnés, revient à peu près au sentiment de sa position. On le voit alors essayer de se relever, et, si on ne vient pas à son aide, il se traîne péniblement vers un angle, vers une borne où il s'assied, accablé, hébété, ahuri, le visage plongé dans les mains, comme si une pudeur le prenait d'avoir été ainsi vu en pleine lumière se débattant contre cet ennemi qui l'a si traîtreusement terrassé.

Car pour cette maladie presque inexplicable autant pour le médecin que pour le public, plane, de nos jours encore, je ne sais quelle pénible et fâcheuse impression. On ne sait trop si l'homme qui est en butte à cette lamentable fatalité inspire plus d'horreur que de pitié. Lui-même comme nous le disions plus haut, semble porter avec lui le poids d'une déchéance, alors qu'il n'est qu'une victime, bien à plaindre, d'une triste hérédité, car l'épilepsie est héréditaire, mais non régulièrement. Il en est d'elle comme de la folie. Telle ou telle génération sera épargnée, pendant qu'une autre, sans que l'on sache par quelle mystérieuse évolution, par quel subtil sortilège, sera frappée au moment même où elle vivait en pleine sécurité. Redoutable problème que le savant n'ose aborder et qui nous fait bien revenir de nos hautes prétentions en nous montrant notre faiblesse, alors que nous nous croyons les forts des forts.

Comme on doit le penser, les personnes atteintes de cette affection en portent toute leur vie, dans tous leurs actes, au fond de toutes leurs pensées, l'ineffaçable empreinte et l'incurable tristesse. Quelques-uns vont jusqu'au suicide, et nous ne nous sentons pas la force de les condamner, ne pouvant les guérir.

Est-ce à dire que, dans une certaine mesure, on ne puisse remédier au mal ? Non, quelque peu de confiance que nous ayons en elle, la science n'a pas dit son dernier mot. L'hypnotisme et la suggestion semblent avoir déjà donné des résultats.

Pour nous, nous sommes convaincu, avec beaucoup de nos confrères, qu'un régime sain, soutenu avec tenacité, atténuerait singulièrement le mal ;

nous disons même plus, il pourrait le faire disparaître, si on y joint une tranquillité d'esprit absolue,
si on sait fuir à temps les tracas et les ennuis de la
vie ; si on peut, en un mot, se mettre au-dessus de
toutes les mesquineries qui sont le plus souvent le
fonds de nos chagrins...

Hélas ! pourquoi faut-il que l'homme soit toujours l'homme, et qu'alors même qu'il est à l'abri
de toute misère, il soit si ingénieux à s'en forger !
De là, la difficulté de la guérison.

LE DÉLIRE DE LA PERSÉCUTION

Il existe des pauvres êtres détraqués dont la raison
un beau jour, s'il est permis de s'exprimer ainsi,
sombre misérablement, et qui, gais la veille, deviennent le lendemain, sans cause assignable et précise,
la proie du délire de la persécution. Il serait absolument ridicule d'avancer qu'il n'y a pas eu d'incubation ; mais elle a été si lente, si obstinément
renfermée et volontairement dissimulée dans quelque circonvolution cérébrale, que toute observation
se trouvait déroutée.

On ne pourrait croire combien le nombre est
grand de ces malheureux qui peuplent nos maisons
spéciales, sans parler de ceux que nous côtoyons
dans la rue et qui sont mêlés à notre existence jusqu'au jour où une plus vive incartade nécessitera
leur réclusion. Et la moisson de ces délirants devient de plus en plus abondante. Notre époque,

avec ses épouvantables névroses, semble atteinte comme d'un vertige qui la jette éperdue à tous les illogismes, à toutes les extravagances.

Sans tenir compte de ce que nous appellerons les prédispositions innées, nous avons comme facteur de cette désorganisation cérébrale, l'alcool, le tabac et l'excès des plaisirs vénériens. Nous ne vivons plus, aujourd'hui ; nous flambons. Surexcités comme ils le sont, nos nerfs ne font plus rien sans une sorte d'activité fiévreuse, et nous dépensons sans compter des forces qui, mieux ménagées, feraient sans doute plus de besogne et de meilleure besogne. Puis, voici que la machine surchauffée éclate. Quoi ? un fou de plus, parbleu.

Pour peu que journellement vous voyagiez dans les rues de Paris ou sur les boulevards, il est impossible que vous n'ayez pas remarqué la quantité de gens qui, sans souci du public qui les entoure, se livrent à des gestes incohérents ou à des monologues, souvent même à des interpellations directes fougueusement adressées à des gens qu'ils ne connaissent pas, qu'ils n'ont jamais vus. Fort heureux encore lorsque l'agité ne sort pas de sa poche une arme quelconque, revolver ou poignard, et ne se livre pas sur vous à de très regrettables voies de fait. Les journaux enregistrent presque journellement de ces attentats bizarres qui ne riment à rien, dont les auteurs sont inconscients, mais dont il n'est jamais bien gai d'être la victime (1).

Rien d'ailleurs n'instruit mieux que les exemples.

____

(1) Voyez Paul Garnier, *la Folie à Paris*, Paris, 1891.

Nous avons eu longtemps sous les yeux, en observation, pour ainsi dire, un de nos amis qui s'était abandonné aux charmes vertigineux de la cocaïne, ce poison d'un nouveau genre que MM. les dentistes ont mis à la mode, mais qu'il leur a fallu bien vite quitter après de désastreuses expériences. Nous avions remarqué chez notre sujet, garçon très raisonnable et fort intelligent, une prolixité et une fébrilité de conversation, de discours et de descriptions que nous ne lui connaissions pas. Puis un jour qu'il nous paraissait plus sombre que d'habitude, nous le pressâmes de questions et il nous raconta ce qui suit :

La nuit, des inconnus pénétraient chez lui, sans même avoir besoin d'ouvrir les portes ou les fenêtres, pour s'emparer de son sucre et de sa cocaïne. (Les cocaïnomanes font du sucre un usage immodéré pour combattre l'étrange amertume que leur laisse dans la bouche l'absorption de leur *calmant* favori) ; puis voici que le commissaire de police de son quartier, au moyen d'une vrille, avait percé un trou dans la muraille ou dans la cloison, et ce magistrat, assurait notre ami, passait des jours et des nuits à l'épier pour en faire un rapport qu'il envoyait à la préfecture de police. Un jour qu'il avait pris de la cocaïne chez un pharmacien et négligé de la payer, en donnant toutefois l'adresse de sa famille, ne s'imagina-t-il pas qu'il avait commis un vol et que toutes les brigades de sûreté lui couraient après ?

Et nous n'en finirions pas si nous voulions relater ici les singulières aberrations auxquelles sont en proie ces pitoyables malades.

La solitude, dit-on, les guérit ; on les guérit encore en leur enlevant tout d'un coup la source de leurs maux ; d'autres prétendent qu'il faut procéder graduellement. Tout d'abord, il faut bien se rendre compte de l'intensité du mal et du tempérament du pauvre halluciné. On agira ensuite selon les notions perçues, mais toujours avec précaution, avec la précaution que l'on doit avoir pour toute maladie qui échappe si facilement à la certitude médicale. Etre sobre, se coucher de bonne heure, se lever assez tard, telle serait notre thérapeutique fondamentale.

LE SUICIDE ET L'ALCOOLISME

Certains moralistes, qui pondent dans leurs cabinets de très compactes *Traités* que couronne parfois l'Académie, mais que le public côtoie sans s'y arrêter, ont longuement et compendieusement disserté sur le suicide, et tous, sans exception, l'ont rigoureusement condamné, sans même se donner la peine d'examiner les multiples causes qui le provoquaient. C'est à grand peine s'ils ont admis (l'admettent-ils même encore ?) dans le suicide une élaboration lente, occulte, mystérieuse, à laquelle on ne peut assigner une date dans le passé pas plus qu'on ne peut dire le jour où le germe sinistre aura sa fatale éclosion. La vie brûlée que nous menons de nos jours prédispose singulièrement à cette œuvre étrange de destruction personnelle dont les journaux nous font tous les matins l'historique. Ceux-là sont connus ; mais à côté de deux ou trois *faits-divers* relatant un empoisonnement, une asphyxie, un coup de revolver dans une voiture ou dans des water-closets, combien y en a-t-il qui sont profondément ignorés, dont les causes échappent à l'investigation la plus pénétrante et dont les victimes elles-mêmes restent toujours inconnues?

Les causes apparentes du suicide sont pourtant nombreuses; il est facile de les classer, et elles l'ont déjà été.

Mais à l'époque où nous vivons, il en est deux dont l'appoint est considérable et dont il faut tenir rigoureusement compte : le *dégoût de la vie* et l'*alcoolisme*. On peut dire, si l'on veut discuter, que souvent, l'un n'est que la déduction de l'autre; mais ce fait moral du dégoût de la vie peut être étudié seul et fournir même au physiologiste comme au psychologue des aperçus d'une étendue infinie.

Il en est un troisième, l'amour. Hum! nous touchons là un sujet bien délicat et qui nous semble appartenir à une pathologie d'un ordre composite. L'amour conduit à la folie, quand il est exaspéré, et ne serait-il pas vrai de dire que le suicide n'est qu'une courte folie.

La monomanie du suicide existe pourtant chez certains individus. Combien d'hommes ou de femmes qui, s'étant jetés à l'eau et en ayant été retirés sains et saufs, ont juré au commissaire de police qu'ils ne recommenceraient pas. Le magistrat, après une admonestation paternelle, les a renvoyés, presque convaincu de leur sincérité. Le lendemain les mêmes énergumènes se sont pendus ou empoisonnés.

Une étude particulièrement intéressante à tenter

serait celle-ci : Pourquoi certains des névropathes choisissent-ils l'eau ; d'autres la corde ; d'autres le charbon ; d'autre le pistolet, et un grand nombre la colonne de Juillet ou l'Arc de Triomphe de l'Etoile?

Nous préférons croire qu'ils ne choisissent pas et que, dans la plupart des cas de suicide, il n'y a pas, à proprement parler, de préméditation. Un sujet quelconque, chargé d'ennuis, longe la berge du fleuve ou passe sur un pont. A ce moment, toutes ses souffrances passées lui sautent au cerveau, l'étourdissent et... le coup est fait. L'homme qui se pend a peut-être entendu dire que la mort était plus douce et qu'elle procurait même certaines sensations que les médecins n'ont pas dédaigné d'enregistrer. Je n'ai pas encore pu puiser de documents à cet égard dans la conversation d'un *vrai pendu*. L'asphyxie présente à peu près les mêmes caractères. Outre quoi on meurt chez soi, et le charbon est moins cher que le pain. Et ainsi de suite.

Nous avons tout à l'heure écrit ce mot lamentable *d'alcoolisme*. Certes oui, et nous y revenons, comme hanté par le macabre cortège des maladies mentales, des troubles cérébraux que cette maudite passion ne se fatigue pas de déverser sur notre génération (1).

Il nous souvient qu'à nos premières années de médecine, alors que nous étions en province, nous avons constaté de nos propres yeux le décès par pendaison de cinq ou six malheureux. Les familles ne nous ont guère raconté que ce que nous savions

______

(1) Voyez Bergeret, *l'Alcoolisme.* Paris, 1889.

déjà. Humeurs sombres, coupées de gaietés bruyantes ; gestes brusques, saccadés, fébriles ; besoin de boire, de boire encore, de boire toujours ; irritabilité permanente ; puis la persécution, sous toutes ses formes, et pour dérouter cette persécution, la corde. C'est le moyen le plus usité dans nos campagnes.

Et tous les alcooliques, quand ils n'ont pas l'énergie de se guérir de leurs terribles habitudes, y arrivent insensiblement. L'alcool dégage je ne sais quoi de noir qui se répand sur les idées et les met en deuil.

Les facultés désagrégées ne conduisent plus l'homme ; soule, tapie dans un coin du cerveau, la folie le guette, sournoise, et, tout à coup, se sentant maîtresse, elle jette sa victime au charnier.

LE BÉGAIEMENT

Les débuts oratoires de Démosthène furent singulièrement contrariés par un bégaiement obstiné qu'il finit pourtant par vaincre de la façon que voici : Dès le matin, il s'en allait au bord de la mer et s'emplissait la bouche de petits cailloux, puis il chantait et récitait des vers comme un énergumène, mêlant sa voix aux clameurs des vagues déferlant sur le rivage. Et c'est ainsi que, sans hésitation, il put prononcer dans l'Agora ses immortelles *Philippiques.*

De nos jours, le système adopté par le célèbre orateur ne laisserait pas que de produire des effets très appréciables, mais nous ne savons trop pourquoi on l'a laissé tomber en désuétude. Il nous semble que même sans avoir recours aux petits cailloux, sans faire un voyage, parfois coûteux, pour aller au bord de la mer, rien qu'en récitant plusieurs fois dans le jour, en chantant, en s'exerçant à prononcer, sans se fatiguer ni se décourager, des mots d'une prononciation difficile, on arriverait à se débarrasser d'une infirmité que certains imbéciles trouvent quelquefois ridicule, mais qui à coup sûr est extrêmement gênante.

Les origines, ou si l'on veut, les causes du bégaiement sont assez obscures, et nul n'a pu encore les fixer d'une façon bien positive.

La peur, assure-t-on, peut provoquer chez les enfants l'invasion de cette triste affection.

A ce propos, on lit dans l'histoire que le fils de Crésus, roi de Lydie (nous ne nous souvenons plus du nom de ce fils de Crésus) voyant, au fort d'un combat, son père menacé d'un coup fatal, s'écria : « Mon père, prends garde ! ». La peur qui, dit-on, fait le mutisme et le bégaiement, avait soudain rendu la parole au fils de Crésus qui depuis son enfance était absolument muet.

Parmi ces causes, il en est au moins une que l'on peut tenir pour certaine, c'est l'hérédité.

Constatons et ne nous appesantissons pas.

Il ne faudrait pas croire que la langue chez les bègues soit autrement conformée que chez ceux qui s'expriment normalement. La supposition a sans doute quelque chose de logique *a priori*, mais elle n'est malheureusement pas exacte. Nous disons malheureusement, parce que si le mal résidait dans une défectuosité quelconque de ce cet organe, la chirurgie s'empresserait d'intervenir et le bégaiement s'enlèverait comme on enlève de l'œil le grain de poussière ou l'escarbille qui s'y sont introduits.

Il y a chez les bègues, quand ils veulent parler, une grande difficulté à respirer. Cause ou effet nous n'en savons rien.

Toujours est-il que quand ils se sont aperçus de leur infirmité, les pauvres malades deviennent timides et, s'ils ont quelque chose à dire, la crainte qn'ils ont de rencontrer chez leurs interlocuteurs une maladroite ironie vient encore augmenter la peine qu'ils ont à émettre des sons articulés. Alors les mots se précipitent, montent tumultueusement du gosier et voudraient tous sortir à la fois. Le bègue halète, respire bruyamment avec une violente rougeur de la face et c'en est fait ; l'idée à laquelle il voulait donner une forme vibrante se dissout elle-même dans l'effort, et, à la place de la parole attendue, on n'entend plus qu'un rauque sifflement.

On comprend alors chez ces malheureux, l'accablement qui résulte de cette perpétuelle constatation de leur infériorité. Désespérés de ne pouvoir se faire comprendre et de se donner pour ainsi dire en spectacle à des gens trop fréquemment indélicats, ils se renferment en eux-mêmes et ressassent dans un mutisme farouche leurs vives et incessantes douleurs.

Et cependant, s'ils parvenaient à triompher de cette timidité ; s'ils ne s'égaraient point dans le sentiment imaginaire de leur propre insuffisance, il est hors de doute qu'ils pourraient sinon para-

lyser complètement le mal, au moins singulièrement l'atténuer et le faire dégénérer en un simple
zézaiement, ce fameux zézaiement qui, il y a quelque temps, était une des élégances de la mode et
dont les gommeux (pschutteux d'aujourd'hui) re-
cherchaient le secret avec autant de persévérance
que de sottise.

Prononcer lentement et clairement, dût-on s'y
reprendre dix fois pour le même mot; faire fréquemment des lectures à voix haute ; rechercher,
au lieu de les éviter morosement, toutes les occa-
sions de s'entretenir avec ses semblables, (1) telles
sont les bases bien naturelles et à la portée de tous
de notre thérapeuthique. Le bon sens seul nous l'a
indiqué sans que nous ayons demandé l'avis de nos
confrères ou des spécialistes.

LES SOURDS-MUETS

Pendant des siècles entiers les sourds-muets
existèrent, vécurent misérablement, en butte à
tous les préjugés d'une société que ses propres in-
fortunes rendaient impitoyables, et personne ne
s'avisait de penser que cette infirmité, mise par des
naïfs peut-être intéressés sur le compte d'une puni-
tion céleste, se pourrait un beau jour guérir comme
la plupart des maladies.

Il y a cent vingt-cinq ans à peu près qu'un homme
héroïque s'est trouvé qui a consacré au soulage-

(1) Voyez Seguin, *Traitement moral, Education des Idiots*. Paris,
1846.

ment des maux de ses semblables toute son énergie, toute son intelligence, toute son existence.
Nous voulons parler de l'Abbé de l'Epée dont on
voit aujourd'hui la statue dans la cour d'honneur
de l'Institution Nationale des Sourds-Muets, sise
rue St-Jacques, à Paris. Cet établissement n'est d'ailleurs pas le seul où les sourds-muets reçoivent de
l'instruction, une instruction spéciale bien entendu,
et sont initiés, chacun suivant ses aptitudes, aux
notions pratiques des différents métiers qui leur
permettront de vivre sans avoir à implorer le secours d'une société trop souvent égoïste et... sourde
à de certaines lamentations. Nos contemporains
n'aiment pas qu'on les trouble dans leurs jouissan-
ces, et, comme à l'agonie de tous les mondes, ils
jouissent vite.

Il est rare qu'un enfant naisse sourd et muet.
Evidemment, comme partout, l'hérédité joue ici un
rôle qui n'est et ne pourra jamais être parfaitement
défini, mais on peut affirmer que la plupart des
surdi-mutités sont dues à des accidents ou à des
maladies qui nous ont affectés au premier âge. La
méningite, les fièvres typhoïdes, et, comme nous le
disions en parlant du bégaiement, les terreurs en-
fantines peuvent revendiquer une trop fréquente et
trop néfaste influence (1).

La Suisse, célèbre déjà par ses crétins dont elle
semble conserver fort heureusement le monopole,
fournit relativement le plus grand nombre de ces
malheureux.

En France, et principalement en Savoie (disons

(1) Voyez Collineau, *l'Hygiène à l'Ecole*. Paris, 1889.

en passant qu'il y a à Chambéry une école qui a
tout récemment été confiée à d'éminents professeurs de Paris), les sourds-muets ne sont pas rares.

On peut croire cependant qu'avec les soins d'hygiène qui n'ont jamais plus été multipliés que de
nos jours et l'extension du bien-être dans les villes
ainsi que dans les campagues, ce fléau, sans disparaître précisément, fera beaucoup moins de victimes. Car il faut bien le dire et le crier bien haut,
l'hygiène est indispensable, une bonne hygiène est
de rigueur quand il s'agit de combattre et de mettre en fuite une maladie dont les causes restent
presque toujours mystérieuses, même pour les spécialistes les plus distingués.

L'Abbé de l'Epée sera éternellement honoré pour
sa noble et philanthropique initiative. Pour son
temps, avoir tenté cette tâche qui semblait au-dessus
des forces humaines et défier pour ainsi dire une
force supérieure à laquelle il valait mieux se soumettre qu'opposer une résistance inutile, c'était
presque merveilleux.

D'autres l'imitèrent et suivirent sa méthode jusqu'au jour où le professeur Heinike s'avisa qu'il y
avait mieux à faire que de dresser les sourds-muets
à se comprendre entre eux par gestes et par signes,
c'était de leur apprendre à parler. Ce fut alors une
révolution dans l'instruction de ces pauvres enfants
qui, comprenant qu'on voulait leur bien, accep-
tèrent, avec une profonde reconnaissance, la nouvelle théorie dont ils aidèrent le succès de tous
leurs efforts, de toute leur bonne volonté. On en
est donc arrivé à rejeter au grenier de la routine

les accessoires de l'ancienne tradition, vieille défroque qui a eu son temps et que l'on traite

O l'injuste retour des choses d'ici-bas!

maintenant peut-être avec trop de dédain. Toujours est-il que les sourds-muets qui se comprenaient jadis, causent aujourd'hui entre eux, ou tout au moins disent ou devinent sur leurs lèvres l'expression de leurs propres pensées. Il nous a été donné de constater à l'Institution nationale des sourds-muets de Paris des progrès qui tiennent réellement du prodige. Les sourds vont à présent entendre et les muets vont parler. C'était l'opinion d'un de nos professeurs les mieux renseignés sur la matière, M. Ludovic Goguillot, enlevé tout jeune encore par une fluxion de poitrine.

L'APPÉTIT ET LES APÉRITIFS

Dans les lettres, je ne dirai pas trop nombreuses, mais au moins très nombreuses qui me sont adressées, et par des personnes réellement malades, et par d'autres qui croient l'être (c'est la majorité), je trouve souvent cette finale mélancolique: « Ah! docteur, si encore j'avais de l'appétit! »

Chose étrange, plus que les femmes, les hommes se plaignent de l'inertie ou plutôt de l'atrophie de leur estomac. Comme ce n'est pas d'aujourd'hui que se produit ce phénomène et que j'entends ces monotones psalmodies, j'ai dû procéder, auprès de ceux dont les lamentations m'ont plus particulièrement apitoyé, à une enquête dont il m'est bien facile de fixer ici les principaux traits. Je mets sur la sellette un de mes clients favoris:

Moi. — A quelle heure avez-vous l'habitude de vous coucher?

Lui. — Oh ! très tard. J'appartiens à cette légion fantasque des noctambules. Je vous avouerai même que j'ai comme peur de rentrer chez moi où m'attend la solitude sombre et froide.

Moi. — Mariez-vous.

Lui. — Diable, vous n'y allez pas de main-morte, docteur. Le remède est énergique, pour ne pas dire...

Moi. — Brutal, n'est-ce pas? Allez-y carrément. Enfin, vous rentrez chez vous, harassé, éreinté, fourbu, mais toujours sans appétit.

Lui. — Je réussis quelquefois à souper.

Moi. — Parbleu ! Sauces pimentées, poivre et poivrons de Cayenne, de quoi incendier des paquets d'amiante... et du champagne à pleines coupes, cela va sans dire.

Lui. — Que voulez-vous qu'on fasse quand on ne dort pas?

Moi. — On se couche de bonne heure. Mais je n'insiste pas; je vois à votre air stupéfié que vous ne me comprenez pas. Que faites-vous de votre après-midi?

Lui. — Je tue péniblement les heures jusqu'à celle de l'absinthe.

Moi. — Bon, voilà que vous prenez de l'absinthe.

Lui. — Oh! je n'ai pas de prédilection. Je bois tout aussi bien du vermouth-cassis, du picon-cura-

çao, du bitter-citron, du byrrh, du madère, du...
que sais-je, moi.

Moi. — Bref, tout ce qui constitue ce qu'en argot
moderne vous appelez des *apéritifs*. Et quand vous
passez deux heures dans un café hermétiquement
clos, sirotant des liqueurs suspectes, aspirant par
tous les pores les exhalaisons méphitiques du gaz
et du tabac, vous allez au restaurant où, tout naturellement, l'appétit se garde bien de vous suivre.

Lui. — Hélas !

Je ne jugeai pas à propos de prolonger l'examen.
Ce que j'avais entendu, d'ailleurs, ne m'apprenait
rien. Constater le mal, n'est-ce pas encore ce qui
nous incombe de par notre très pénible et parfois
très décourageante profession ? Le plus difficile,
c'est que le malade se range à notre avis, exécute
sans murmurer nos ordonnances que trop souvent la
brise emporte avec bien d'autres feuilles.

Comment, par exemple, dire au patient que j'in-
terrogeais tout à l'heure :

— Savez-vous ce que vous allez faire ? Au lieu de
déambuler sottement par les rues et cafés de la fameuse *ville* qui, de nos jours, a nom Paris, et de
déambuler à des heures où le moindre épicier, beaucoup plus ferré que vous sur l'hygiène, ronfle déjà
sous le coton à mèche ridicule, mais protecteur,
pourquoi ne pas imiter cet honnête censitaire et
demander à vos lambris intimes le repos que depuis
tant d'années vous avez mis un déplorable acharne-
ment à ne pas trouver ? Oh ! je le sais : Le sommeil
n'accourra pas au gré de vos désirs ; vos insom-
nies seront longues : allons plus loin, elles seront

douloureuses; mais êtes-vous oui ou non un homme? Alors, sachez acheter au prix de quelques souffrances, l'inestimable privilège d'être une entité bien mangeante et partant bien portante. Ainsi donc, se coucher de bonne heure, comme on dit en style de pot-au-feu. Avec un peu d'énergie on y arrive, et dès qu'on s'y est habitué, on ne peut plus s'en passer de ce bon lit loin duquel on a si longtemps vécu.

Quant aux apéritifs que vous ingérez avant vos fantastiques repas, sous le fallacieux prétexte de réveiller vos estomacs somnolents, croyez-moi, dites-leur, dès demain, un éternel adieu. L'apéritif, et je l'écris sérieusement, est le mortel ennemi (puisse-t-il ne pas être immortel) de notre génération. Créé par le désœuvrement et prolongé par l'habitude, encouragé par de honteuses réclames, presque sanctionné par une surexcitation nerveuse qui nous fait oublier pour nous rendre plus amers les souvenirs qui importunent, l'apéritif est la suprême, la dernière période d'une civilisation à son déclin, pour ne pas dire à son agonie. Je ne m'amuserai pas à les prendre un à un. En bloc, je les condamne avec véhémence et je les réprouve avec colère. Je leur en veux de tous les épileptiques, de tous les hypocondriaques, dont ils inondent nos hôpitaux, nos boulevards et nos prisons.

Malheureusement, je guerroie ici contre d'anciens entraînements que rien désormais ne saurait détourner de leur cours, et le désert dans lequel je prêche est tellement vaste, que ma voix risque fort de s'y perdre.

Alors, ne me demandez pas de vous rendre l'appétit, si vous ne voulez pas m'aider dans ma tâche réparatrice. Mais, par miracle, si mon client, qui pourrait bien être mes clients, daignait accorder quelque attention à mes anathèmes, je lui conseillerais, une fois l'appétit reconquis, de n'en pas trop abuser. Ce n'est pas tout de conquérir, dit un célèbre dicton diplomatique, encore faut-il savoir conserver ses conquêtes.

L'estomac est un viscère tout particulier et des plus exigeants. Son fonctionnement doit être méthodique, et pour que la machine déraille, il faut si peu de chose que je ne saurais trop recommander une surveillance active et incessante. Quelque succulent que soit le repas servi, abstenez-vous d'obéir aux sollicitations de S. M. Gaster. Donnez-lui tout juste de quoi lui ôter tout prétexte de s'insurger contre vous. Quand il demandera *trop,* donnez-lui *assez.*

Après quelques murmures, le dogue s'apaisera et vous jouirez en paix de votre cerveau, car, entre ces deux chaudières de notre locomotive il y a une telle corrélation qu'elles ne se peuvent passer l'une de l'autre.

Je termine cet entretien gastrique, en burinant un axiome qui à lui seul réformerait la société, si on le placardait partout :

« *Pour bien jouir de toutes les libertés, ayez d'abord celle du ventre.* »

L'INDIGESTION

L'homme ne meurt pas, dit un ancien adage, il se tue tous les jours, et l'arme du suicide est précisément l'organe le plus important de toute l'économie, l'organe essentiel que l'on devrait traiter avec considération, sinon avec respect, et que l'on soumet quotidiennement aux épreuves les plus lamentables, les plus douloureuses. On a deviné qu'il s'agit de l'estomac. Nous en avons déjà parlé; nous y revenons pour toucher en passant à l'un des mille supplices qui lui sont imposés par notre insatiable gourmandise, par l'imprudence et le désordre avec lesquels nous réglons l'opération si délicate de la digestion.

Nous ne toucherons pas ici à l'intime corrélation qui existe entre l'estomac et le cerveau. Le mal étant plus profond et indépendant d'une affection plus organique, pour ainsi dire, demanderait des développements considérables.

L'indigestion est personnelle, et chacun de nous est puni par où et comme il a péché.

Nous admettrons tout d'abord que les estomacs auxquels nous avons affaire sont sains, vigoureux, neufs, si l'on veut. Etrangers aux divers phénomènes de la gastralgie, de la dyspepsie, de la gastrite, etc., ils n'éprouvent de malaise que celui qu'ils se donnent bénévolement et l'on pourrait presque écrire « pour le plaisir ». Oui, cet estomac qui réclame des égards continuels et des ménagements

d'un ordre tout particulier, nous le traitons par-des_
sous la jambe, le contraignant sans cesse à prendre
trop peu quand il en voudrait davantage, à se gorger de boisson et de victuailles lorsqu'il se conten-
terait de quelques bouchées bien triturées et sagement dégluties. Le jour où, las de nos ineptes per-
sécutions, il lève l'étendard de la révolte, nous
geignons et devenons pâles, bilieux, colériques,
hypocondriaques, l'accusant, lui, ce pauvre innocent qui n'en peut mais, de tous nos déboires, et
empoisonnant de nos mauvaises humeurs toutes nos
relations avec nos semblables.

Voici donc un estomac tout jeune et vivace, comme je vous le souhaite à tous, chers lecteurs. Si
vous êtes capables, ce dont je ne doute pas, d'apprécier l'inestimable trésor que vous possédez (généralement on ne s'en aperçoit que lorsqu'on l'a
perdu) faites, pour le conserver, les efforts les plus
continus et les plus prodigieux. Etudiez d'abord
avec sollicitude tout ce que vous mangez, et, première règle, mangez de tout ce que vous aurez désiré, à cette condition que vous ne dépassiez pas la
mesure. Bien entendu, je ne m'adresse pas ici aux
boulimiques.

Il se peut, par exemple, que la nature ou quelque accident spécial vous ait privé de vos dents.
N'en profitez pas pour avaler les morceaux, les
happer et les envoyer intacts ou tout comme au
fond de votre estomac. Si vous reculez devant la
dépense (le ridicule n'est plus à craindre) d'un râ-
telier, usez vos gencives, ou plutôt habituez-les à
une mastication savante et patiente. Elles s'y pré-

teront, croyez-le bien, après trois semaines ou un mois de protestation. Une digestion n'est parfaite qu'autant que les mets que vous offrez à Monseigneur l'Estomac auront été au préalable réduits par les dents en une bouillie congruente et assimilable au premier chef. L'Estomac n'est pas sans savoir qu'il a des auxiliaires et que ces auxiliaires sont assujettis à d'inflexibles devoirs. Et quand il a à se plaindre de leur paresse ou de leur négligence, il a une façon à lui de s'adresser au propriétaire qui est bien forcé de l'écouter. Ce propriétaire, cher lecteur, c'est vous, c'est moi.

Ce serait peut-être naïf d'incriminer ici toutes les causes d'indigestion. Elles sont multiples et il nous semble plus pratique d'indiquer les moyens de n'en pas avoir.

Apprenez tout simplement à respecter votre estomac. Songez que là est le centre de la vie physique comme le cerveau est le centre de la vie intellectuelle. La pléthore ne vaut rien à l'un comme elle ne vaut rien à l'autre, et il y a une hygiène du cerveau comme il y a une hygiène de l'estomac. Evidemment ce mot revient souvent sous ma plume, mais comment voulez-vous que je m'en tire sans le répéter à satiété !

Des soins à donner aux personnes qui se sont exposées à l'indigestion, j'aurai peu de choses à dire. Ils sont des plus simples et j'estime que rien n'est plus topique que... le contraire. Me comprend-on ? Faute d'ipéca, opérez par l'eau tiède ou par l'introduction des doigts dans la gorge (je vous demande pardon de ces détails répugnants) et vous ferez tout seul ce que le premier médecin du monde vous conseillera de faire.

Ah ! quelle occasion pour revenir sur cette fameuse question, non pas du surmenage cérébral contre lequel on a tant et si malencontreusement crié (1) (les écoliers eux-mêmes y mettent bon ordre) mais contre le surmenage de l'estomac !

Bourreaux de vous-mêmes, ne suis-je pas presque naïf en vous demandant d'être un peu plus vos propres amis ?

LA DYSPEPSIE

Le mot *dyspepsie* (du grec *dus*, difficilement, et *pepsis*, digestion) est attribué à un état maladif de l'estomac qui entrave les fonctions de cet organe.

Après avoir été considérée autrefois comme la cause de la plupart des maladies, la dyspepsie n'est plus aujourd'hui, pour certains médecins, qu'un symptôme commun à une foule d'états morbides. Cependant, il est bien difficile, dans quelques cas, de découvrir l'affection qui se répercute ainsi sur l'estomac ; aussi en est-on arrivé à reconnaître une dyspepsie essentielle, indépendante de toute autre maladie, et une dyspepsie symptomatique. A cette dernière on rattache la dyspepsie dite sympathique, qui accompagne les affections morales, les névroses, l'hypocondrie, etc.

Comme on le voit, la lumière ne semble pas encore

(1) Voy. Riant, *le Surmenage intellectuel*, Paris, 1889.

faite sur cette division, et si l'on veut bien admettre que certaines affections, comme la goutte, peuvent être dues à une défaillance des fonctions stomacales, il nous semble bien difficile d'indiquer toujours où finit la dyspepsie essentielle, où commence la dyspepsie symptomatique.

Laissant de côté ces questions qui font encore le sujet de discussions entre cliniciens, qu'il nous suffise de savoir que la dyspepsie a, pour caractère essentiel, un trouble de la digestion pouvant aller jusqu'à la dépravation de cet acte physiologique, et se traduisant par la sensation d'un malaise, d'un poids dans la région épigastrique, des bâillements, des renvois, du gonflement de l'estomac, des constipations, quelquefois des diarrhées, des vertiges, de la céphalée, des palpitations, de l'insomnie, de la tristesse après les repas, etc.

Outre ces symptômes généraux qui se retrouvent en partie dans les différentes formes de l'affection, il en est d'autres particuliers à chacune de ces formes. Ainsi, la *dyspepsie accidentelle* se révèle par l'indigestion.

La *dyspepsie acide* est remarquable par des éructations et des régurgitations aigres et acides ; la *dyspepsie flatulente* est caractérisée par le gonflement de la région stomacale, des éructations nidoreuses, des gargouillements, etc.

Dans ces différentes formes, les douleurs épigastriques peuvent avoir le caractère des crampes, être calmées ou exaspérées par l'ingestion des aliments, et les nombreux symptômes que nous venons d'énumérer être confondus, ou bien, chez le même individu, être associés à des symptômes appartenant à une autre forme.

Pour nous, tous ces troubles de la digestion viennent de ce que la sécrétion de l'estomac est tarie, ou bien de ce que cet organe, secrétant un suc anormal privé d'un ou de plusieurs de ses éléments, ne peut plus remplir convenablement son rôle.

« La dyspepsie, a dit le professeur Germain Sée, est chimique, ou elle n'est pas. »

L'acide chlorhydrique peut faire défaut ou être en excès dans l'estomac; de là une dyspepsie pour une série d'aliments à la digestion desquels il concourt; et, ce que nous disons de l'acide chlorhydrique, nous pourrions le répéter pour tout autre principe de l'estomac.

L'excès ou l'absence d'acide étant connus par l'analyse, le savant professeur en tire un traitement qui paraît, à première vue, des plus rationnels, et qui consiste, selon les différents cas, à administrer l'acide dont la diminution dans le suc gastrique est reconnue, ou un sel alcalin qui neutralisera l'excès d'acide.

Longtemps avant d'avoir lu le compte rendu de la séance de l'Académie de médecine, où M. Germain Sée a exposé ce mode de traitement de la dyspepsie, nous avons émis nos idées sur ce procédé, qui consiste à neutraliser ainsi un excès d'acide contenu dans l'estomac, et nous avons montré que cette combinaison d'un sel et d'un acide, pouvant être utile sur le moment même, ne suffit pas pour rétablir les fonctions de l'estomac.

D'après la théorie du savant professeur, la dyspepsie étant chimique, c'est en faisant de la chimie dans l'estomac que l'on doit guérir cette affection. De là cette neutralisation de l'excès d'acide chlorhydrique dans la sécrétion gastrique par les alcalis, et l'administration de cet acide lorsque son défaut est révélé par l'analyse.

Etant admis qu'il soit toujours facile, ce qui n'est pas exact, d'aller puiser avec une sonde du suc gastrique dans un estomac malade, et de l'analyser pour en reconnaître de suite la composition et l'excès ou le défaut de tel ou tel principe, il est bien certain que la première indication qui se présente au médecin, *combattre les symptômes*, devient plus facile.

Mais il ne suffit pas de combattre les symptômes, il faut encore ramener la vitalité de l'estomac. Or, la durée du traitement, lorsqu'il ne s'adresse qu'aux symptômes, aussi bien que les échecs nombreux éprouvés de tout temps par ceux qui ont eu recours à cette médication, démontrent suffisamment son insuffisance.

Le bicarbonate de soude, par exemple, mis en présence du suc gastrique, en sature une partie de l'acide libre, mais provoque en même temps la sécrétion acide que la nature oppose à la présence des alcalis ; et il faut, pour arriver à un résultat, continuer, comme on le fait à Vichy, pendant plusieurs semaines en augmentant progressivement la dose d'alcalis. L'acide étant neutralisé dès qu'il est sécrété, la cause irritante des parois disparaît et laisse à l'organe suffisamment d'énergie, pour digérer les aliments. Toutefois, cette sécrétion plus abondante d'acide, provoquée par la présence même du bicarbonate de soude, ne manque pas de fatiguer l'estomac en pure perte puisque cette médication ne tend pas à lui faire sécréter le suc digestif normal qui lui manque.

La thérapeutique qui devrait être avant tout une science d'observation, agit donc sagement lorsqu'elle recommande, dans les cas de ce genre, d'aider la nature en fournissant à l'estomac malade des sucs gastriques supplémentaires. La digestion artificielle ainsi obtenue permet d'entretenir la vie, tout en laissant reposer l'estomac qui va se rétablir et bientôt fonctionner de lui-même, sous l'influence d'une vitalité nouvelle et d'un phénomène d'entraînement dont les mystères de la nutrition nous donnent tant d'exemples.

C'est avec intention que pour accomplir cette digestion artificielle, nous avons indiqué le suc gastrique plutôt que la *pepsine*, telle que nous la livre actuellement l'industrie pharmaceutique. Beaucoup de nos confrères ont pu, en effet, comme nous, se rendre compte de l'infidélité de cet adjuvant qui devrait être héroïque dans une foule de cas. C'est que cette pepsine ne jouit plus du tout des propriétés du suc gastrique ou du moins en a perdu la meilleure partie. Ce ferment, outre qu'il est mal défini, n'a plus la même puissance dès qu'il est pris sur des animaux de différents âges et nourris de différentes manières; d'ailleurs, n'étant pas extrait de l'estomac d'un animal vivant, ou venant d'être immédiatement sacrifié, mais d'animaux sacrifiés depuis un temps plus ou moins long, ce n'est plus qu'un produit dégénéré par la mort. De plus, par la préparation même qu'il subit pour l'isoler du suc gastrique et par son exposition à l'air, il se transforme en une substance, la *chymosine*, qui ne retrouvera plus les propriétés du suc gastrique, même lorsqu'on l'introduira de nouveau dans un estomac vivant. Il faut donc savoir quelquefois mettre de côté l'envie de classer, d'isoler et de traiter scientifiquement ces substances non définies dont les propriétés multiples ne permettent pas d'assigner une fonction déterminée à une partie de l'ensemble plutôt qu'à une autre.

Le dernier mot n'est pas encore dit sur le traitement de la dyspepsie et nous devons être reconnaissants aux savants qui ramènent de temps en temps l'attention du corps médical sur une affection dont on ne tient pas toujours assez compte dans une foule d'affections qui n'ont, pour nous, d'autre cause qu'une insuffisance de nutrition.

LA DILATATION DE L'ESTOMAC

Il arrivera sans doute un jour qu'un artiste, inspiré par la fameuse danse d'Albert Durer, saisira ses pinceaux trempés dans de macabres couleurs et barbouillera une immense toile qu'il intitulera symboliquement : « La danse de l'estomac à la fin du XIXe siècle ».

Ce n'est, en effet, d'un bout du monde à l'autre bout qu'une clameur déchirante, un cri monotone qui semble être la suprême expression de l'agonie d'une société expirante : « Oh ! mon estomac ! »

Parbleu, mes frères, depuis le temps que je m'extermine à vous conseiller de traiter votre estomac avec respect, au lieu de le malmener comme le pire de vos ennemis, vous eussiez pu vous amender et revenir à de meilleures digestions. Tenez, j'ai ce pressentiment funèbre que ce vieil univers, ratatiné, racorni, finira par l'inanition.

On ne sait déjà plus manger et bientôt on ne pourra plus manger. Car nous avons, nous aussi, une effroyable statistique de gens qui viennent à nous, les mains douloureusement croisées sur le sternum, les yeux mouillés de larmes sincères et qui nous disent sur le ton de la plus irrésistible supplication :

— Docteur, qu'ai-je donc fait à mon estomac pour qu'il me rende la vie si insupportable ? Et d'abord voulez-vous me dire quelle est la nature de mon mal ?

Moi. — Ah ! vous souffrez de l'estomac. C'est bien.

Lui. — Vous trouvez que c'est bien, vous ?

Moi. — Non, je constate simplement. Pas d'appétit, hein ?

Lui. — Malheureusement tout ce que je mange ne passe pas, ou quand ça passe...

Moi. — Quand ça passe, vous souffrez beaucoup plus que quand ça ne passe pas.

Lui. — Vous l'avez dit.

Moi. — Et la raison en est que votre estomac, d'ordinaire peu sollicité au travail, devient féroce quand il y est forcé. Que voulez-vous ? Comme toutes choses ici-bas, la cornue s'encrasse, et, si j'osais dire, se culotte, les parois s'enfument ; la sécrétion des sucs devient absolument récalcitrante, et vous ne portez plus maintenant au beau milieu de votre individu qu'un instrument qui ne peut plus aller, ou parce que vous en avez trop joué ou que vous n'avez pas su en jouer.

Lui. — Ça se pourrait. On m'a parlé d'une dilatation de l'estomac que je pourrais bien avoir. Je me croyais simplement dyspeptique.

Moi. — Oui, vous êtes dyspeptique. La dilatation de l'estomac est, dans ce cas, en même temps cause et effet, si bien que l'une qui est une affection peut être confondue avec l'autre qui est un état.

Pourtant, dans l'hypothèse d'une dilatation simple, les phénomènes perdent de leur gravité et les souffrances sont infiniment moindres. Cette dilatation très gênante, vous la devez à tous ces liquides que vous absorbez sans motif, avant, pendant et après vos repas. Il vous plaît de vous gorger de bière. Aimez la bière, buvez-en beaucoup et même beaucoup plus que n'en peut contenir votre estomac; mais alors vous avez perdu le droit de vous plaindre puisque vous vous êtes rendu coupable d'un abus que vous saviez devoir être cruellement châtié. La dyspepsie, je vous le répète, vous guette et saisit le moment opportun pour s'emparer de vous, amener une dilatation anormale de votre estomac et s'installer, en maîtresse exigeante, impérieuse, tyrannique, comme sont toutes ou, pour être poli, presque toutes les maîtresses. Croyez-moi, si vous tenez à éviter de plus longues souffrances et à refaire à votre pauvre muscle si éprouvé une virginité spéciale, mangez peu, évitez les féculents buvez moins encore ; ne fumez pas ; fuyez les liqueurs, le vin, le café, etc., et fuyez-les pour ne plus y revenir. Alors plus d'éructations fastidieuses, de vomissements convulsifs, de gastralgies et de pyrosis. Le calme, la tranquillité stomacales seront avec vous.

L'OBÉSITÉ ET LA MAIGREUR

L'été dernier il ne fut bruit dans le monde scientifique que de la très curieuse opération pratiquée par deux jeunes chirurgiens de Paris sur un autre jeune homme atteint d'une désastreuse obésité. Les praticiens lui enlevèrent littéralement des paquets de graisse, le recousirent proprement, et voilà mon étudiant qui, de gras à faire envie qu'il était, devient maigre à faire pleurer. Mais un événement merveilleux s'en suivit, qui dérouta tous les calculs et du jeune dégraissé et des habiles dégraisseurs. Ne voilà-t-il pas que le sujet se remet à grossir avec une rapidité phénoménale ! Presque subitement, à vue d'œil, les cavités laissées inoccupées par la graisse si adroitement subtilisée se remplissent à nouveau d'une graisse stupide, qui vient d'on ne sait où, mais qui, à n'en pas douter, est bien de la graisse. Le sujet est navré et on ne sait encore s'il recourra une deuxième fois à ses maigrisseurs ordinaires et extraordinaires.

Je ne sais qui a dit que « l'avenir appartenait aux maigres. »Cette boutade est surtout, je crois, appréciée des gens trop gras, pour qui la vie finit par devenir une perpétuelle souffrance, une agonie de toutes les heures, de toutes les minutes.

D'où provient l'obésité ? Elle est sans doute héréditaire (n'avons-nous pas tous rencontré dans les rues de jeunes garçons et des fillettes doués d'un embonpoint phénoménal?) mais elle n'est pas qu'héréditaire. Souvent, très souvent, les parents de ces enfants plus que grassouillets, sont eux-mêmes d'une maigreur plus que fantastique. Il y a là une affaire de tissus et d'alimentation que nous n'osons traiter à fond. On a vu des gens manger très peu et bouffir démesurément, comme on en a vu d'autres manger gloutonnement, énormément et rester désespérément maigres. Comment établir des lois et poser des principes ?

Le mieux est d'abandonner pour le quart-d'heure les causes de l'obésité et d'en rechercher le traitement le plus topique et le plus rationnel.

Les personnes qui appartiennent à cette bureaucratie qui fait notre orgueil et que l'Europe, dit-on, nous envie, sont assez sujettes à l'embonpoint. Cette stagnation permanente sur un rond de cuir est favorable, nous n'en doutons pas, à l'engorgement des cellules et à la fabrication de la graisse ; mais ceux qui s'y sentent prédisposés ou que l'obésité menace d'une façon inquiétante, peuvent lutter contre le mal, en se donnant le matin et le soir, un exercice sérieux qui suffira pour en arrêter indéfiniment les progrès.

L'homme obèse trouvera dans le mode d'entraînement des jockeys de fertiles et judicieuses leçons.

Dès l'aurore, il se mettra en route et dévorera platoniquement à pied plusieurs kilomètres, quelque température qu'il fasse. Il rentrera chez lui fourbu, haletant, en sueur. Alors il s'enveloppera de cou-

vertures de laine et favorisera le plus possible cette
généreuse et salutaire transpiration. Si la crainte
du Seigneur est le commencement de la sagesse, la
transpiration est aussi le commencement de l'amai-
grissement.

En outre, mon client devra rigoureusement pros-
crire les féculents. Nous permettons cependant le
melon et la pomme de terre, mais sans abus. Les viandes légères préalablement dépouillées de leur graisse et bien rôties sont tout indiquées.

Boire le moins possible, à la fin du repas seulement
ou, pendant l'ingestion des aliments, quelques gor-
gées de vin additionné d'eau. Nous ne nous pronon-
cerons pas d'une façon absolue contre la bière dont
les propriétés adipeuses nous ont toujours paru singulièrement exagérées par l'autorité des spécialistes
et la rumeur publique. En été, il ne sera pas défendu
de se rafraîchir par l'absorption d'un bock, tout en
répétant que la sobriété sera toujours la première
vertu de l'homme obèse.

Les femmes usent beaucoup de vinaigre et de cor-
nichons. Le remède, dirons-nous, est pire que le mal;
il fatigue trop l'estomac et cet organe une fois débilité n'accepte plus les aliments qu'on lui offre; outre
quoi, il éraille la voix et flétrit le teint. C'en est assez,
j'imagine, pour faire réfléchir nos belles lectrices qui
auraient de trop désastreuses tendances à l'embonpoint.

J'ai parlé de l'exercice et des courses matinales.
Indépendamment de ces courses, on ne négligera pas
les douches, le massage, les haltères, la boxe, la canne, le chausson et toute une gymnastique méthodi-

que, régulière, de trois à quatre heures par jour (1).

Et lorsque, grâce à ce régime, on aura enfin conquis une enviable maigreur, on ne gardera sa conquête qu'à la condition d'observer en tout et pour tout les règles que nous venons d'établir. Si, juste retour des choses d'ici-bas, la maigreur dont vous venez de vous guérir allait tourner à l'étisie, vous l'enrayeriez assez facilement en prenant avec modération de ces féculents conspués plus haut, en absorbant un peu d'arséniate de soude et de l'huile de foie de morue.

Pour en revenir aux chirurgiens ci-dessus et que nous n'avons pas voulu nommer pour des raisons que l'on comprendra, nous avouerons que nous sommes peu partisan de leur système. Qu'il ait réussi momentanément, nous voulons bien les croire, puisque l'un d'eux nous l'a déjà affirmé ; mais l'avenir, que nous sachions, n'a pas dit son dernier mot. En tout cas, nous souhaitons qu'il donne raison aux intrépides praticiens qui n'ont pas reculé devant une opération si délicate et nous réservons une partie de notre admiration au courageux jeune homme qui s'y est prêté.

LE RHUME

Avec le froid, les affections des bronches font leur réapparition à la plus grande joie des marchands de pastilles qui ne manquent pas l'occasion que leur

(1) Voyez Leblond, *la Gymnastique,* Paris, 1888 et Couvreur, **Les** *Exercices du corps*, Paris, 1890.

fournit la saison d'hiver de faire étalage de philanthropie. Il est vrai que leur désintéressement remplit leur coffre-fort, mais leurs bonbons guériraient-ils, si le public ne les payait pas ? Assurément non, car s'ils ne coûtaient rien on les fuirait autant qu'on les recherche.

Nous n'avons pas ici à faire la guerre à tous ces remèdes recommandés à la quatrième page des journaux ; on ne manquerait pas de nous prouver notre erreur en nous citant de nombreux malades dont *le rhume* a disparu rapidement sous leur influence. Nous ne doutons même pas de ces succès, mais nous guerroyons contre tous ces médicaments, dont la composition n'a trop souvent rien de commun avec la description qu'en fait le vendeur.

Nous préférons, quand bien même il ne s'agit que de rhume, recourir d'abord aux simples moyens connus, généralement suffisants pour procurer la guérison dans les cas où le malade peut se soigner sans l'intervention du médecin.

Par rhume nous entendons ici la *bronchite simple*, appelée encore *rhume de poitrine*, dont le caractère le mieux connu du public est la toux déterminée par l'irritation de la muqueuse du larynx et des bronches. Cette toux s'accompagne souvent d'une oppression ou constriction pénible derrière le sternum ou entre les deux épaules.

Quelquefois ces symptômes sont si légers qu'ils attirent à peine l'attention de ceux qui les éprouvent ; mais d'autres fois le rhume s'annonce par des frissons, de la courbature, du mal de tête, de la perte de l'appétit, de la fièvre ; la langue est blanchâtre, la température du corps s'élève à 38°.

En général, tous ces symptômes s'amendent très rapidement, en deux ou trois jours ; mais comme un rhume, simple d'abord, peut dégénérer en affection grave des poumons, vous ne devez jamais le traiter par le mépris. Trop souvent un rhume négligé est le début de cette maladie de poitrine, si insidieuse, si grave, la *phtisie pulmonaire*, caractérisée par la présence dans les poumons de tubercules auxquels on était prédisposé et qui n'attendaient qu'une cause occasionnelle pour faire explosion.

Ne comptez donc pas trop sur l'amélioration que le temps peut apporter à votre rhume, et prenez tous les soins nécessaires pour calmer une toux qui vous énerve et vous fatigue.

Si l'affection est légère, elle cèdera rapidement à quelques précautions hygiéniques, qui consisteront à éviter tout refroidissement, surtout lorsque votre corps sera en transpiration, à vous couvrir un peu plus que d'habitude pour sortir, à porter de la flanelle, et mieux que tout cela, à garder la chambre deux ou trois jours.

Nous ne conseillons pas de couvrir le cou avec de larges foulards, mauvaise habitude dont il est difficile et même dangereux de se défaire, une fois qu'on l'a contractée.

Dès que la toux vous annonce l'invasion du mal, prenez quelques boissons adoucissantes et chaudes : une infusion de violettes, de fleurs de mauve ou de tilleul, ou bien encore de bouillon blanc. Une décoction de gruau, de jujubes, de figues grasses, mélangée à du lait chaud et édulcorée avec du sirop de tolu, produira souvent d'excellents effets, surtout si vous la prenez le soir, de façon à déterminer la diaphorèse. N'oublions pas le *Miel eucalypté*, qui jouit d'une bonne réputation dans toutes les affections des muqueuses.

Enfin, aux personnes habituées aux liqueurs spiritueuses, nous rappellerons que Laënnec regardait comme héroïque un verre de vin chaud ou d'eau-de-vie brûlée avalé le soir, en se mettant au lit.

Si ces simples moyens échouent, adressez-vous à votre médecin et ne compromettez pas votre santé par l'emploi de remèdes dont vous ne connaissez pas la valeur.

L'INFLUENZA

Voici qu'encore une fois cette pauvre vieille gaieté parisienne va s'éteignant dans un concert (un *lamento* serait plus juste) de bruyantes et tumultueuses récriminations. Du temps où l'on s'amusait, on disait : « Cherchez la femme », et généralement on trouvait. Aujourd'hui la formule a varié : « Cherchez l'*influenza* », et malheureusement on la rencontre, s'il faut en croire les affolés, à chaque coin de rue, à chaque carrefour, sur les places publiques, et surtout (admirez, je vous prie, cette prédilection toute particulière de l'influenza) dans les magasins de nouveautés de la capitale.

Être atteint de l'*influenza* ne constitue pas, à proprement parler, un titre à toute notre pitié, mais vous verrez d'ici peu que *l'avoir été* sera considéré par des gobeurs comme une espèce de supériorité hiérarchique sur l'échelle des diverses maladies qui à telle ou telle époque ont affecté tel ou tel individu.

Il faut dire aussi que Paris aime à se payer de temps à autre son petit fléau. Ce qui lui plaît surtout dans l'épidémie actuelle, c'est qu'elle n'a pas un nom banal et que l'*influenza* sent l'exotisme à plein nez.

Parisiens, mes frères, en médecin très prosaïque que je suis, je vous supplie de revenir à la juste et saine appréciation des choses. Là où vous voyez l'*influenza*, nous autres praticiens, nous nous obstinons à ne constater que la plus simple, la plus naïve, la plus élémentaire des grippes, un succédané du catarrhe. Comme nous sommes loin de l'*influenza !* Non pourtant, puisque l'*influenza* n'est qu'une appellation très vague dont les Italiens ont affublé la *grippe*, que nous-même, à sa première invasion chez nous, avec la bonne humeur qui nous caractérise, nous avions baptisée du nom jovial de *follette*.

Oui, vous êtes soudain accablé de lassitude, courbaturé ; vos yeux se remplissent de larmes ; votre langue blanchit ; l'appétit a disparu, et vous toussez ! Parbleu, vous êtes grippé, et voilà tout.

On trouvera peut-être que nous le prenons d'un peu haut avec l'épidémie du jour et que nous faisons bon marché des souffrances qu'elle fait endurer à ses victimes. Notre seule excuse sera dans cet affolement qui s'est emparé de nos contemporains, dans cette alarme universelle que rien ne justifie, que, pour diverses raisons qu'il ne nous appartient ni d'examiner, ni de juger, les journaux ont contribué de toutes leurs forces à propager dans un public dont la maladive impressionnabité a pourtant besoin de tant de ménagements. Avoir peur de la grippe, en vérité, c'est le comble de la pusillanimité. Peut-être l'aurai-je ce soir, et demain, vous qui me lisez, madame, serez-vous obligée de garder le lit, en proie à d'odieuses tortures, celles que j'ai énumérées plus haut, qui ne vous rendront certes pas plus jolie, mais au moins ne mettront pas vos jours en danger.

Je ne veux pas dire que la grippe soit absolument inoffensive. Il n'est si petite maladie qui ne demande sa thérapeutique particulière. L'Angleterre, à cet égard, est plus cruellement éprouvée que nous, car chez nos voisins d'Outre-Manche, cette affection que nous traitons si légèrement fait de très nombreuses victimes, et est redoutée à l'égal de la fièvre typhoïde. Le lecteur a déjà fait sans doute la différence des deux climats.

La grippe a cependant eu en France, à une époque déjà fort éloignée de nous, une certaine gravité. En 1780, à Paris, dit Geoffroy, l'épidémie fut si générale que le spectacle de l'Opéra manqua un jour, que les plaidoiries cessèrent au Châtelet, et que la musique de Notre-Dame fut interdite pendant trois jours.

Mais, pour cette catégorie de petits employés et de personnes sur lesquels la grippe s'acharne tout particulièrement, ce qui importe surtout, c'est d'avoir un remède rapide, efficace, dont les prompts résultats leur permettent de reprendre leurs occupations.

Nous conseillerons le repos, voire le lit et quelques infusions de tilleul, de bourrache et de feuilles d'oranger. Il ne faudrait pas reculer devant un purgatif salin ou un vomitif, non plus que devant le sulfate de quinine en cas d'accès fébriles intermittents. Et, pour relever l'appétit, simplement la décoction de quinquina.

Et vous verrez alors battre honteusement en retraite la si terrible, la si redoutée, la si lugubrement célèbre *Influenza*.

LES COMPLICATIONS DE LA GRIPPE

Dans nos campagnes, comme à Paris, la grippe reste une affection bénigne pour tous ceux qui, se sentant atteints, ont la volonté de ne pas la traiter par le mépris. Il en est tout autrement pour ceux qui veulent la braver, et les pneumonies, les pleuro-pneumonies qui viennent la compliquer, prouvent assez combien les imprudents ont tort.

Non, la grippe n'est pas redoutable, mais il faut la soigner, car si elle n'est pas mortelle, elle peut amener des complications dangereuses.

Répétons-le encore ici : Toute personne atteinte de la grippe doit garder la chambre jusqu'à guérison complète.

Nous avons vu, à la vérité, des pneumonies survenir chez quelques personnes sans cause appréciable autre que la grippe elle-même, mais ce sont là des cas assez rares, si nous les comparons aux pneumonies provoquées par le refroidissement.

Les complications les plus ordinaires sont des *bronchites* persistantes, ne cédant qu'aux applications de vésicatoires et à l'emploi prolongé des balsamiques et des expectorants ; des *névralgies* dont l'antipyrine et la phénacétine n'ont pas toujours raison ; du *coryza* avec une sécrétion aussi tenace qu'énervante.

Mais un des phénomènes les plus remarquables parmi les complications de la grippe actuelle, c'est *l'accablement* dont tous les malades ont été atteints. Nous en avons vus dont la faiblesse était telle qu'ils ne pouvaient admettre n'avoir eu affaire à une autre affection. Quelques-uns n'ont pas encore retrouvé leur énergie après quinze jours de repos. D'autres enfin ont perdu complètement l'appétit et conservent longtemps un embarras gastrique fébrile qui ferait croire, si l'on n'avait vu le début de la maladie, à une fièvre typhoïde bénigne. A ces derniers qui sont les plus nombreux, nous conseillons, pour réveiller l'appétit, de faire usage des boissons toniques et amères : la décoction de quinquina, la macération de quassia amara, les gouttes amères de Beaumé à la dose de six ou sept dans un peu d'eau avant le repas.

Plusieurs de nos malades qui avaient perdu le goût des aliments et du vin se sont très bien trouvés de l'usage de la bière en mangeant.

Contre l'accablement persistant qui suit la grippe, nous avons surtout prescrit l'extrait de quinquina, les alcools, le vin de quinquina et de cannelle.

Voici les préparations que notre confrère Legendre recommande dans ces circonstances :

Sulfate de strychnine........   0 gr. 06 centigr.
Eau distillée.................   150 grammes

Une cuillerée *à café* trois fois par jour quelques

minutes avant les repas, et à la fin des repas un
verre à bordeaux de la préparation suivante :

        Phosphate de soude.... ....   20 gram.
        Phosphate de potasse..............   20 gram.
        Sirop de quinquina................   200 gram.
        Vin de Banyuls ou d'Espagne. Q. S. pour un litre.

Y joindre les frictions générales au gant de crin,
et avec un mélange alcoolique et térébenthiné.

        Essence de térébenthine ....   20 gram.
        Alcool camphré ....   50 gram.
        Alcoolat de lavande............ .....   50 gram.

Mais, quoiqu'il en soit, nous ne saurions trop recommander encore à nos lecteurs qui auront la ma-
lechance d'être atteints par la grippe, de se tenir
absolument à la chambre, et de ne reprendre leurs
occupations au dehors, et même de ne s'exposer à
l'air, qu'après être entièrement guéris ; ainsi ils
échapperont à de terribles complications.

LE CORYZA

Un écrivain d'un grand talent et d'un caractère al-
tier, Joseph de Maistre, disait que la guerre, la peste
et le bourreau étaient des maux nécessaires. Le
rhume de cerveau en serait-il un aussi?

Dans la stupeur générale, causée par la grippe,
dans cette intensité de justes et funèbres pré-
occupations, le coryza n'a pu se faire entendre
comme il en avait l'habitude, mais il régnait, sinon

en maître, au moins comme un satellite inséparable et dévoué de l'influenza.

Je compte parmi mes amis et mes clients des personnes qui, depuis deux mois, sans intermittence, sans relâche, se mouchent avec une fréquence réellement attendrissante. Ce n'est pas douloureux, je le veux bien, mais cela ne laisse pas non plus que d'être encombrant. De même que certains reporters, pour mieux fixer les incertitudes de leur public sur l'intensité de la grippe, ont interwievé les principaux pharmaciens des différents quartiers de Paris (et nous ne sommes pas loin de les approuver), de même, nous conseillerons aux statisticiens spéciaux quelques descentes chez les blanchisseuses. Là ils apprendraient combien de mouchoirs blancs, bleus, rouges, versicolores, de toile fine ou de coton, de batiste ou de simple ramie, ont été sacrifiés par jour, par semaine, par mois, sur l'autel toujours humide du dieu Coryza.

Peut-être nous reprochera-t-on de prendre la question par ses petits côtés, mais le moyen, je vous en prie, de parler gravement d'un mal dont tout le monde se gausse, et qui est malheureusement l'expression bruyante et grimacière d'un mal qui lui-même prêterait à rire, si la souffrance ici-bas n'était sacrée, même pour les médecins. L'éternuement, mais il entre au théâtre avec les coups de pied au derrière, au cirque avec les cabrioles des clowns, au guignol avec le bâton qui rosse le commissaire. Allez donc maintenant vous apitoyer sur un mal que la tradition a condamné à n'être plus que la parodie d'une maladie.

Le caractère sournois du coryza n'a pu échapper aux observateurs, pas plus qu'aux monographistes qui l'ont tous consigné dans leurs doctes mémoires. Il faut en rabattre un peu pourtant, et ne pas ajouter la calomnie au ridicule sur lequel on ne peut même pas faire succomber le rhume de cerveau. Aussi pourrait-il répondre, s'il n'avait précisément pour mission d'intercepter la parole : « Je prends ma victime où je la trouve : » Et, avouons-le tout de suite, nombre desdites victimes semblent avoir été conformées tout exprès par la nature pour attraper un rhume là où il n'y a même pas de quoi attraper une mouche. C'est une prédisposition toute particulière et qui existe aussi bien pour d'autres affections. Un air un peu plus frais se glisse-t-il dans une salle bien chauffée, sur dix personnes qui s'y sont réunies, trois ou quatre se mettent immédiatement à éternuer. Un simple changement de température ; une goutte d'eau dans les chaussures ; un poêle qui fume ; la traversée d'un corridor dont les deux issues sont ouvertes ; quelquefois même rien (en apparence du moins) suffisent pour donner naissance aux plus déplorables coryzas.

Le mal est assez connu pour que nous n'ayons pas à y insister outre mesure. Parler de nez rouges et gonflés, d'yeux débordants de larmes, de lèvres qui se gercent, ce serait mal à propos renouveler la description de phénomènes que nous avons également observés dans la grippe.

Nous nous ferons pardonner un innocent badinage en indiquant ici quelques remèdes qui sont à la portée de tous nos lecteurs et qui auront du moins le mérite d'abréger leurs ennuis s'ils ne les calment pas immédiatement.

Un topique toujours employé et non sans succès : aspirer par les narines de la vapeur (presque brûlante) d'eau dans laquelle on aura fait bouillir soit des feuilles de noyer, soit du bourgeon de sapin, soit des fleurs de sureau. Une cuillerée à soupe de *Borico-Phénol* dans deux cuillerées d'eau tiède donnent un mélange qui produit d'excellents effets lorsque plusieurs fois par jour on l'emploie en lavage des narines, soit au moyen d'une seringue, d'un siphon, ou plus simplement de reniflements successifs. Un mélange de deux parties de camphre, deux parties d'acide borique et une partie de poudre de belladone est utilement employé comme tabac à priser.

Telles sont, en y ajoutant un bain de pieds, les diverses méthodes curatives que nous mettons à la disposition de nos chers enchiffrenés. Nous ne leur défendrons pas non plus de priser simplement du camphre. (O ombre de Raspail, ne frémis-tu pas dans ta tombe ?). Quant à ceux que leur situation sociale peut autoriser à rester enfermés, nous leur recommanderons le coin du feu, une température égale et des boissons tièdes.

Et ce sera la fin de leurs éternuements.

LA PNEUMONIE

(FLUXION DE POITRINE)

Cette affection, très commune dans les climats tempérés, vers le commencement et la fin de l'hiver, survient fréquemment sans cause appréciable, mais le *refroidissement*, pour peu qu'on y soit prédisposé, semble surtout avoir une grande influence sur son développement.

Elle peut encore venir compliquer le rhumatisme, le typhus, la fièvre éruptive et plus particulièrement la rougeole.

Le plus souvent c'est au milieu d'une santé parfaite que l'affection éclate. *Un frisson intense prolongé*, mais qui ne se renouvelle pas, indique le début du mal. Presque aussitôt la fièvre apparaît avec des maux de tête et de la courbature. Puis une douleur (*point de côté*) située généralement sous le mamelon du côté envahi par la maladie, un peu d'oppression et une toux, d'abord discrète, bientôt suivie de crachats visqueux d'une couleur rappelant la rouille ou la brique pilée, viennent compléter les premiers éléments du diagnostic. Quand ces symptômes existent, on peut déjà, presque à coup sûr, affirmer l'existence de la pneumonie, et si vous avez jusque-là hésité à faire appeler le docteur, croyant encore à un rhume ou à une affection bénigne, hâtez-vous, votre hésitation pourrait être fatale au malade.

Si les symptômes que vous avez vous-même observés ne suffisaient pas au médecin, d'autres signes que lui seul peut trouver lui fourniraient des enseignements nouveaux sur le genre d'affection qui se développe chez son malade. C'est ainsi que la *palpation* lui révélera une exagération des vibrations vocales, que la *percussion* lui permettra de circonscrire la région inflammatoire, que l'*auscultation* lui fera reconnaître le *râle crépitant du début*, plus tard le souffle caractéristique de la deuxième période, puis le *râle crépitant du retour* annonçant une guérison prochaine.

Mais, je le répète, le médecin seul pourra se rendre compte de ces divers phénomènes, marquant les phases distinctes de la maladie ; à lui seul il appartiendra donc d'instituer un traitement auquel devra se soumettre le malade.

Pour vous, dès que les premiers symptômes éclateront, vous devrez combattre les frissons par des infusions chaudes, du vin chaud à la cannelle, un grog. Vous placerez le malade dans un lit bien bassiné sans tenir compte de la résistance qu'il vous opposera sous le fallacieux prétexte que les heureux sont seuls atteints par les maladies.

Si le frisson initial, le point de côté, vous prennent loin de votre demeure, à la chasse, en marche ou pendant un travail manuel fatigant, ne vous reposez pas, comme beaucoup le font pour attendre la fin du frisson ; reprenez vite le chemin de la maison, forcez la marche, essayez au besoin du pas gymnastique pour amener une saine réaction ; ne craignez pas de provoquer la sueur, et dès que vous serez rentré, sautez dans votre lit, évitez soigneusement tout refroidissement, et, si la *fluxion de poitrine* n'est pas constatée le lendemain par le médecin et que vous entendiez vos proches vous railler sur votre course précipitée de la veille, laissez dire et estimez-vous encore heureux d'en être quitte à si bon compte.

L'ANGINE DE POITRINE

Cette maladie, qui rappelle par sa dénomination, certaines affections de la gorge, n'a rien de commun avec l'inflammation gutturale vulgairement désignée sous le nom d'*angine*. Autrefois, on donnait le nom d'*angine* à toutes les maladies dans lesquelles on observait une difficulté de la respiration et de la déglutition ; de là, la confusion entre deux maladies bien distinctes.

L'angine de poitrine est une névrose intermittente du cœur, caractérisée par une violente oppression et des accès douloureux qui s'étendent de cet organe aux membres supérieurs, mais principalement à l'épaule et au bras gauche.

L'accès d'angine de poitrine débute brusquement sous l'influence du moindre effort, en montant un escalier, en respirant un air un peu frais, en marchant contre le vent, en voulant saisir un objet. Enfin, au moment où le malade y pense le moins, tout à coup il s'arrête en portant vivement la main à sa poitrine ; une douleur atroce le cloue sur place ; une oppression violente le saisit, comme si on lui plaçait un lourd fardeau sur la région du cœur, sans que la respiration en soit gênée. La face pâlit ; une sueur froide couvre la figure et la partie supérieure du corps ; l'œil hagard exprime l'anxiété et la terreur. La douleur se propage presque immédiatement sur la partie supérieure de la poitrine, dans la mâchoire et le bras gauche.

Le plus petit mouvement redouble les souffrances. Le patient éprouve alors un sentiment général d'anéantissement, comme s'il allait mourir ; puis l'accès cesse tout à coup, aussi brusquement qu'il avait commencé, sans laisser aucune trace de ce rapide orage.

Les accès durent depuis quelques minutes jusqu'à un quart d'heure. Rares d'abord, ils se rapprochent insensiblement, puis reviennent tous les mois, toutes les semaines, tous les jours même, et principalement la nuit. Les digestions deviennent pénibles ; les malades languissent et finissent souvent par succomber à une syncope au milieu d'un accès.

Frappant rarement avant l'âge de trente ans, l'angine de poitrine attaque plus souvent les hommes que les femmes. Plus funeste dans les villes, et surtout dans les pays froids et humides, Allemagne et Angleterre, elle se montre de préférence chez les hommes qui se livrent à un travail intellectuel.

Parmi les causes de l'angine de poitrine, la goutte et le rhumatisme tiennent certainement la première place ; mais l'abus du tabac en est aussi une cause très active. L'angine de poitrine une fois établie, les causes susceptibles de rappeler les accès sont très diverses et diffèrent suivant les individus. La fatigue, la colère, la marche contre le vent, les efforts pour monter un sentier ou gravir un coteau, les excès de table, les digestions pénibles et les émotions morales peuvent faire éclater un accès.

Le traitement de cette pénible affection doit, avant tout, être hygiénique : il faut s'abstenir de toute fatigue, éviter les excès de toute nature, tabac, café, li-

queurs. Un régime tonique combattra avantageusement les palpitations anémiques.

On devra vivre à la campagne, renoncer aux affai-
res, éviter les émotions quelles qu'elles soient.

L'ANGINE HERPÉTIQUE

Bien que les affections de la gorge soient consi-
dérées comme des maladies propres à la saison
froide, il n'est pas rare d'en rencontrer de nombreux
cas pendant les chaleurs du mois de juillet. Cela ne
surprendra pas, si l'on veut bien tenir compte de
la facilité avec laquelle se refroidit notre corps couvert de sueur. Aussi constatons-nous en toute saison
la fréquence de l'*angine herpétique*, encore appelée
herpès guttural et *herpès du pharynx*, dont le caractère principal consiste dans la présence sur les muqueuses de la gorge, et surtout sur les amygdales et le
voile du palais, d'une éruption de vésicules donnant
promptement naissance à des fausses membranes ;
d'où le nom impropre d'*angine couenneuse commune*
qui sert encore à désigner cette affection.

Tout à la fois épidémique et contagieuse, cette
maladie dont la bénignité chez certains individus
n'enlève rien de la gravité qu'elle peut acquérir chez
d'autres personnes, est une de ces affections dont
la terminaison heureuse dépend souvent de la
promptitude apportée à combattre la propagation du
mal aux régions voisines.

En pleine santé, à la suite d'un refroidissement
ou d'une autre cause (peut-être la contagion), sou-

vent difficile à apprécier, le malade est pris de courbature, de malaise, de frisson s'accompagnant d'une fièvre intense. Puis, une douleur sourde, semblable à celle qu'accompagne le début de l'esquinancie envahit la gorge des deux côtés ou d'un seul côté. Plus rapidement que dans l'amygdalite, la déglutition devient difficile, impossible même. La gorge entière est le siège d'une chaleur cuisante des plus pénibles ; en l'examinant au début de l'affection, on remarque sur le voile du palais et sur les amygdales des groupes de vésicules disséminés sur la muqueuse ; ces vésicules qui peuvent être rares, sont quelquefois si nombreuses qu'elles donnent à la muqueuse enflammée le même aspect que si elle avait été saupoudrée avec du poivre blanc. Les régions malades sont en même temps le siège d'un gonflement considérable, mais rarement aussi intense que dans l'esquinancie.

Les vésicules dont nous venons de parler ne peuvent être observées qu'au début de la maladie, car très promptement elles sont remplacées par de petites ulcérations qui se recouvrent de fausses membranes s'étendant un peu sur les parties environnantes. C'est à cette période surtout que l'examen de la gorge peut induire en erreur non seulement, les parents du malade, mais encore le médecin qui peut croire se trouver en présence d'une angine couenneuse diphtéritique.

Cette erreur sera évitée si, loin de s'en tenir au premier coup d'œil jeté sur la gorge, on approfondit davantage l'examen. Les fausses membranes de l'angine herpétique peuvent tromper par leur apparence jaune blanchâtre qui appartient aussi à l'angine couenneuse diphtéritique, mais elles n'ont pas de tendance à envahir successivement les parties voisines comme dans cette dernière affection ; elles respectent le larynx, ne peuvent par conséquent engendrer le croup, et ne se détachent pas aussi facilement que dans la diphtérie. En outre, il est rare que dans l'angine herpétique, il n'existe pas sur les lèvres, ou sur d'autres régions du corps, quelques groupes de vésicules herpétiques semblables à celles que l'on observe souvent dans les accès de fièvre éphémère. De plus, dans l'angine herpétique, le début est brusque comme dans les affections franchement inflammatoires, tandis que, nous l'avons dit récemment, il est insidieux dans la diphtérie.

L'angine couenneuse diphtéritique, outre les fausses membranes qui peuvent envahir le larynx et produire, comme complication, le croup, a pour caractère essentiel d'être infectieuse, tandis que l'angine herpétique est une affection toute locale, qui, sans être toujours exempte de danger, est généralement bénigne. Il importe donc beaucoup de savoir distinguer ces affections l'une de l'autre, n'aurait-on d'autre but que de chasser l'inquiétude que fait toujours naître un mal de gorge.

La durée moyenne de l'affection qui nous occupe est de huit jours.

Plus rare, mais aussi plus dangereuse chez les enfants que chez les adultes, elle est *contagieuse*, et il n'est pas rare de voir tous les habitants d'une maison être atteints successivement de la maladie.

Le traitement consistera dans l'emploi, sur les régions malades, de la *teinture d'iode*, dont nous avons déjà vanté les bons effets dans les affections de la gorge. Outre ces badigeonnages, on fera usage des gargarismes iodés et au borate de soude, à la dose de 3 grammes pour 15 grammes de miel rosat. Enfin, le sulfure de calcium à la dose de 15 à 20 centigrammes chaque jour nous a toujours paru contribuer pour une large part à la guérison rapide de nos malades.

L'angine herpétique, avons-nous dit, peut devenir grave ; elle peut encore se présenter sous une forme peu nette et donner naissance à des erreurs de diagnostic capables de compromettre la guérison ; elle peut aussi devenir grave après avoir paru toute bénigne ; il y a donc ici, comme dans toutes les affections de la gorge, une grande importance à ne pas perdre un temps précieux avant de commencer le traitement.

LE CROUP

> Le croup, monstre hideux, épervier des ténèbres
> Sur la blanche maison, brusquement s'abattit.
>
> V. HUGO.

Bébé remplit toute la maison de ses cris et de ses jeux. Doucement sa mère qui tremble de le voir se fatiguer lui impose silence ; mais, par cette froide saison, la promenade est supprimée, et, le mouvement étant nécessaire, l'enfant n'en continue pas moins ses sauts et ses courses à travers l'appartement. C'est un superbe enfant, et son intelligence voudrait

déjà devancer le développement progressif et régu-
lier de ses forces physiques. Comme il gambade gen-
timent de ses jouets à sa petite mère qu'il entraîne
jusqu'à prendre part à ses jeux !

Tout à coup il s'arrête, il abandonne tout et va sau-
ter dans les bras de son père, qui vient, après une
pénible journée de travail, chercher un peu de distraction et de repos au milieu des siens.

Mais, un soir, le père n'entend pas le bruit quoti-
dien, un silence inaccoutumé remplace les cris joyeux
de l'enfant.

— Qu'y a-t-il ? Qu'est-il arrivé en son absence ?

On le tranquillise ; bébé a eu un léger frisson ; il
paraissait un peu abattu, n'avait pas présenté un bon
appétit comme les jours précédents ; aussi, par excès
de prudence, la mère avait-elle cru devoir supprimer toute cause de fatigue, même les jeux les moins
bruyants. D'ailleurs, l'enfant s'est laissé mettre au
lit sans résistance, comme s'il avait besoin de repos.

La nuit a été assez bonne, et, sauf un peu de fièvre et une petite toux gutturale ne présentant rien
de particulier, la mère, qui n'a cessé de veiller, n'a
rien remarqué d'extraordinaire.

Cependant, les traits de l'enfant sont altérés ; il ne
demande pas à quitter le lit, et, dans la journée, il
se plaint de ne pouvoir avaler sans quelque difficulté. Le médecin appelé en tout hâte, constate que
les amygdales sont rouges, tuméfiées ; sur l'une d'elles une petite plaque blanche sert à compléter son
diagnostic qu'il hésite à communiquer aux parents ;
comment leur annoncer que cet enfant possédant
encore toutes les apparences de la santé est peut-

être frappé impitoyablement? Mais il doit parler; il fera son devoir, si pénible qu'il soit ; d'ailleurs, son hésitation l'a déjà trahi, et, avant qu'il n'ait achevé, le nom de la maladie est sur toutes les lèvres.

Si le traitement ne les arrête sur place, les fausses membranes,—cet exsuda blanc-grisâtre qui s'est développé sur les muqueuses — ne tarderont pas à envahir l'arrière-gorge et le larynx, si, comme cela n'arrive que trop souvent, elles ne se sont développées dans le larynx en même temps que sur les amygdales. Dès ce moment, ce n'est plus seulement l'angine couenneuse, c'est le croup qui constitue le danger. Bientôt la voix est nazillarde, les ganglions sous-maxillaires engorgés sont sensibles à la pression, et l'haleine devient fétide.

Cet enfant retrouve néanmoins quelque gaîté et demande ses jouets favoris. Si le médecin s'était trompé ! Pauvre mère, ce calme relatif sera de courté durée. Voilà déjà les symtômes précédents qui augmentent d'intensité. *La voix devient rauque, discordante et basse;* le son est sourd, éteint ; il se produit de l'*aphonie* (*a, phoné,* sans voix); la toux, d'abord sèche et quinteuse, devient elle-même sourde, rappelant alors assez bien l'aboiement du chien. Les accès de toux détachent quelques lambeaux de fausses-membranes tubulés, représentant la forme des bronches qu'elles tapissent; alors une rémission suit cette expectoration, mais rapidement elles se reproduisent. Puis la respiration, d'abord progressivement embarrassée, est remplacée par un accès de suffocation terrible, déterminé par l'obstruction complète de la glotte.

Anxieux, agité, terrifié, le pauvre petit, dont l'intelligence n'est aucunement troublée, se jette éperdu dans les bras de ceux qui l'entourent ; il renverse la tête en arrière, s'épuise en inutiles efforts pour aspirer l'air qui lui manque, porte ses mains à sa gorge pour en arracher l'obstacle qui l'étouffe, et, la face bouffie, violette, les yeux hagards, le front ruisselant de sueur, il lutte vainement contre l'affreuse mort qui l'étrangle.

Le traitement institué dès le début n'ayant donné aucun résultat, il reste encore une chance de sauver cet enfant ; mais il faut se hâter, et pratiquer immédiatement la trachéotomie.

Dans l'exemple que j'ai choisi, le croup est venu insidieusement surprendre l'enfant au milieu de ses jeux, en pleine efflorescence de santé. C'est sa marche ordinaire. Il est bien rare qu'il débute brusquement au milieu de la nuit, avec fracas comme le supposent encore certaines personnes. Ce début brusque, cette toux rauque qui éclate au milieu de la nuit, comme une tempête inattendue, appartient au *faux croup*, ou laryngite striduleuse, «Celle-ci, a dit Trousseau (1) fait grand fracas : le croup s'installe sournoisement. »

Dans ce faux-croup, les symptômes vont s'améliorant graduellement, et il est rare que déjà, au bout de quelques heures, le caractère de la toux et de la voix n'ait éprouvé un changement qui rassure pleinement les parents. Dans le croup, au contraire, les

(1) Trousseau, *Clinique médicale de l'Hotel-Dieu*, 7ᵉ Edition, Paris, 1885.

symptômes, rapidement ou lentement, vont s'aggraver jusqu'à la dernière heure.

> Et de leur bouche froide il sort un râle étrange,
> Et si mystérieux, qu'il semble qu'on entend
> Dans leur poitrine où meurt le souffle haletant,
> L'affreux coq du tombeau chanter son aube obscure...

LE FAUX CROUP

Votre bébé, qui s'était endormi en parfaite santé, ou bien qui ne présentait que de légers symptômes de catarrhe bronchique, s'éveille tout à coup au milieu de la nuit; il est fortement agité et semble éprouver une sensation profonde, en apparence très pénible; sa respiration est bruyante, l'inspiration est sonore. A peine avez-vous le temps de vous demander ce qui arrive, que déjà un accès éclate, terrible dans ses manifestations. C'est un accès de suffocation avec une toux éclatante, sèche, rauque, sifflante, qui ressemble à un aboiement et revient par quintes prolongées. Le petit malade se soulève convulsivement, les yeux hagards, la tête tournée en haut comme pour aspirer l'air qui paraît lui faire défaut; son visage rouge, violet, est gonflé par la stase du sang dont le retour vers le cœur semble arrêté par un obstacle. Enfin, l'accès s'éteint, et le pauvre petit pâle, couvert de sueur, s'affaisse sur son lit.

Dès les premiers symptômes, prise de frayeur, vous vous êtes précipitée vers le berceau de votre enfant. Si jamais vous n'avez assisté à semblables surprises nocturnes, votre douleur a été bien profonde, au premier son de cette toux rauque qui vous a rappelé une affection terrible : «le croup ! c'est le croup ! vite le médecin !» vous êtes-vous écriée, et ce n'est pas moi qui vous blâmerai de cette précipitation à appeler du secours.

Mais rassurez-vous, jeune mère, reprenez vos sens et soutenez votre bébé, qu'une nouvelle quinte menace déjà. Ce n'est pas le croup ; le croup ne débute pas ainsi ; vous êtes en face d'une attaque de *faux croup*, et les cas de mort, pendant ces accès de grave apparence, sont heureusement rares.

Le *croup* débute insidieusement : la toux et la voix rauques qui existent d'abord ne commencent pas brusquement et augmentent graduellement d'intensité pour arriver jusqu'à la suffocation, tandis que dans le *faux croup*, l'accès de suffocation est subit ; et rien ne le faisait prévoir. L'examen de la gorge ne laisse apercevoir qu'un peu de rougeur ou de gonflement des amygdales, sans production de fausses membranes comme dans le croup.

La laryngite striduleuse ou faux-croup débute surtout au milieu de la nuit, mais on l'a vue, quoique rarement, se manifester au milieu du jour. Elle peut aussi être observée comme complication dans le cours de la pneumonie (fluxion de poitrine).

L'accès de suffocation du faux croup dure environ une ou deux heures, avec des quintes de toux qui vont diminuant d'intensité. Les accidents qui paraissent d'abord très graves, finissent par disparaître complètement, et l'enfant repose avec calme jusqu'à l'apparition d'un autre accès. Ce calme entre les accès n'appartient pas au croup et suffira pour vous fixer sur la nature de la maladie.

En attendant le médecin, que, dans votre frayeur, vous avez fait appeler, vous ne devez pas rester dans l'inaction, et si vous savez garder assez votre sang-froid pour apporter quelque remède à votre enfant, vous aurez souvent la joie de voir l'homme de l'art arriver après la fin de l'accès. Vous appliquerez donc des sinapismes sur les membres inférieurs de votre petit malade, ou bien vous lui ferez prendre un bain de pieds. Quelquefois un lavement d'infusion de valériane suffira pour ramener le calme et empêcher un deuxième accès.

Vous éviterez l'application des vésicatoires, mais vous pourrez administrer, avec chance de succès, un vomitif, tel que la poudre d'ipéca, mélangée à un peu de sirop ou d'eau sucrée, à la dose de 30 à 40 centigrammes pour les jeunes enfants.

Enfin, si des complications surgissent, vous n'aurez pas perdu votre temps dans une vaine attente, et votre médecin saura vous indiquer les moyens de les combattre.

LA CROISSANCE

Cette opération qui nous paraît pourtant si naturelle est la source pour nos enfants d'une incroyable série de souffrances.

Le public rapporte d'ailleurs à cette croissance un certain nombre d'affections qui n'en découlent pas directement, mais l'insistance que l'on met à les lui attribuer prouve du moins que son influence est suffisamment connue et constatée. Parmi les maux nécessaires, la croissance en est un dont il serait dangereux, sinon inhumain, d'arrêter le développement et dont il n'est pas non plus aisé de conjurer les éventualités.

Votre fillette a-t-elle les pâles couleurs ? *Croissance.* — Ses épaules sont-elles étriquées, son dos légèrement voûté ? Que voulez-vous ? elle *croît* si vite ! — Vos enfants n'ont pas d'appétit. *Croissance.*—Cessent-ils tout d'un coup leurs jeux ordinaires pour se retirer dans les coins où on les trouve en pleurs et même sanglotants? — *Croissance.*

Et le moyen, je vous prie, de parer à de tels inconvénients?

Il faut convenir que nous ne connaissons aucun traitement spécifique contre ces accidents.

Les Chinoises ont réussi à se faire des pieds ridiculement petits, et nous soupçonnons vaguement quelque artifice dans la confection de ces nains que l'on exhibe dans les foires, mais il faut aussi, en pareil cas, se défier de la nature. Elle est aussi bien capable de créer des homoncules que des géants, et l'un ne lui coûte guère plus que l'autre.

Quoi qu'il en soit, il n'est pas une partie de notre individu qui, en se développant, ne soit la cause de quelque souffrance topique, de quelque douleur particulière.

Voici, par exemple, une fillette âgée de seize ans et qui est, comme on dit vulgairement, *nouée.* Après une longue course à pied, elle se couche et ne peut plus se relever. La fièvre ardente la retient au lit et ses jours sont en danger. Deux semaines après, elle est debout, mais plus grande de trois ou quatre centimètres.

Un autre, un gamin de cinq ans, est atteint de violentes douleurs dans les membres et dans le tronc. Après deux jours passés sous ses couvertures, on le lève et ses effets sont tout à coup devenus trop étroits pour lui.

Et ainsi de suite.

On a pourtant calculé cet accroissement de la taille qui a ses règles, comme toutes les maladies spéciales.

Mais ce qui serait intéressant à savoir, c'est si l'accroissement de la taille coïncide avec les poussées fébriles ou ne se fait qu'après elles.

Éternelle question de l'œuf et de la poule, mais qui, un jour, nous l'espérons, grâce à quelque observation fortuite, trouvera sa solution toute naturelle.

Un des phénomènes de cette maladie de la croissance, et qui revient presque toujours dans ce même cas, c'est le mal de tête et en même temps la persistance de ce mal.

« Les douleurs, selon M. Blache, sont fixes, sourdes, continues, avec exacerbations matinales...Leur siège est en général limité au front, surtout au-dessus des sourcils, comme dans la double névralgie sus-orbitraire ; d'autres fois, il correspond à tout le cuir chevelu, depuis le vertex jusqu'à une ligne circulaire passant au niveau des orbites, des apophyses mastoïdes ; parfois, c'est une céphalalgie diffuse... Elle est en outre la cause d'une inap-

titude au travail, d'une paresse cérébrale tout à fait
caractéristique. Le malade « n'a plus la tête à lui. »

Cette observation, pour le diagnostic, nous paraît
être des plus précieuses, mais, malheureusement,
elle ne peut être concluante.

D'un autre côté, on a observé que dans certaines
pyrexies, la fièvre typhoïde par exemple, le développement de la taille se produit quelquefois chez
l'enfant dans des proportions très sensibles.

Il est si vrai que la taille peut acquérir, sous certaines influences morbides, des dimensions vraiment
inusitées, que M. le docteur Dauchez rapporte ces
deux cas de deux enfants soignés en ville, atteints,
l'un de méningite, l'autre d'accidents pulmonaires,
avec hyperthermie, chez lesquels la taille s'accrut en
quelques semaines, dans des proportions considérables. Le premier mourait, les pieds débordant le
lit d'environ six centimètres ; le second mesurait
six pieds de haut deux mois après le début des accidents.

Dans toutes les observations que nous signalons,
nous n'avons rien surpris qui fût de nature à nous
édifier sur les véritables manifestations du mal de
la croissance. La science médicale reste toujours in-
décise dans son diagnostic comme dans ses pronos-
tics. Elle s'est donc tournée du côté où son intervention a seulement et certainement une véritable portée, c'est-à-dire du côté de l'hygiène de l'enfant en
état de croissance.

Comme le dit très bien M. Petit (1) les prescrip-

____

(1) Petit, Thèse de Paris. 1887

tions hygiéniques ont une toute autre importance que celles de la thérapeutique.

Résumons-les brièvement :

1° Défense absolue de toute marche prolongée, de fatigues de tout genre ;

2° Séjour à la campagne pendant la période aiguë ; saison aux bains de mer, aux eaux chlorures-sodiques, pour hâter la guérison ;

3° Hydrothérapie ;

4° Alimentation substantielle.

M. Brouardel insiste beaucoup sur l'importance de l'alimentation des adolescents, pendant les accidents de croissance.

Pour ce savant professeur, on devra surtout prescrire le lait, les œufs (principalement le jaune à cause de l'acide phospho-glycérique qu'il contient) ; le pain (dans lequel se trouvent des phosphates et de la chaux).

On pourra varier en permettant les haricots, les lentilles, la viande, mais en quantité modérée, pour éviter l'embarras gastrique.

M. Brouardel conseille de rejeter les bouillons, gelées, jus de viande, qui renferment en quantité insuffisante les substances azotées et les sels de chaux.

LA MÉNINGITE

C'est un des mots de la langue française que le médecin, quelque blasé qu'il soit sur les émotions qui lui viennent des souffrances humaines, ne peut écrire sans un secret frémissement, sans une douloureuse colère. Car, il faut bien le dire, dans la plupart des cas, les secours de la médecine sont impuissants contre la méningite. Bien que son incubation échappe à l'œil le plus vigilant, à l'observateur le plus méticuleux, la description de la maladie a été faite de telle façon que toutes les manifestations en sont connues quelquefois, trop rarement, mais presque jamais *prévues*.

Les méninges ne sont autre chose que les membranes, qui au nombre de trois, forment l'enveloppe du cerveau. Lorsque ces membranes sont atteintes d'inflammation aiguë, le cerveau lui-même n'échappe pas toujours à la contagion. Cette étrange maladie, d'où qu'elle provienne, quelles que soient ses origines, abus de l'alcool, du travail, excès de soucis, ou qu'elle survienne dans la période ascendante de l'érysipèle facial, fond sur sa victime comme un oiseau de proie, l'étreint, la couche sur un lit et ne la lâche plus qu'elle ne l'ait dévorée.

Pour sortir du domaine des images, disons que l'invasion de la méningite est brusque (nous avons déjà parlé d'une incubation sournoise qu'il est presque impossible d'étudier pour lui assigner une marche régulière ou certaine), et que le sujet est pour ainsi dire envahi. D'abord aux tempes un martellement continu, insoutenable ; une exacerbation de la sensation extérieure, complètement anormale; puis des convulsions et un délire que l'on pourrait presque comparer à un accès de folie, tant les cris sont rauques, étranges, tant les mâchoires claquent, tant les yeux sont renversés, pour parler le langage populaire. Et le même malade peut à lui seul présenter tous ces symptômes à la fois. Joignons-y une constipation persistante que rien ne peut vaincre ; bref, c'est comme une révolution nerveuse, une commotion physique de tout l'être violemment attaqué, et n'ayant pour se défendre que des cris sourds que la barrière de ses dents étroitement serrées change en un râle sinistre d'agonie.

Ah ! la méningite ! Comme fiche de consolation, on nous affirme que ceux qui sont en butte à ces tortures jouissent d'une intelligence très développée. J'aime à le croire, mais c'est une question que je ne veux pas étudier dans ses impénétrables profondeurs.

Une observation en passant : Les enfants, dans leur deuxième ou troisième année, sont très exposés à cette terrible affection. Remarquez bien chez eux une étrange expression du regard, des réflexions qui ne sont pas de leur âge et qui détonnent, pour ainsi dire, tout en faisant la joie des familles inconscientes ; puis de longues rêveries où ils semblent se complaire et d'où ils sortent avec des mines absolument ahuries pendant que leurs petites mains vont et viennent sur leur front endolori.

Mais ne pensez-vous pas que nous vous avons présenté jusqu'ici un tableau peint de couleurs trop noires ? Est-ce donc à dire que tout espoir de guérison soit vain et qu'irrémédiablement le malade soit condamné sans appel ? Non, nous pensons avec beaucoup de nos confrères qu'un jour viendra où la science triomphera de la stupide nature, où nous aurons enfin raison de cette méningite dont le nom seul jette dans les familles un effroi qui n'est que trop justifié.

En attendant ce jour désiré, ne surmenez pas les enfants. Peu vous importe que votre fils soit un prodige d'intelligence, si sa santé doit en souffrir. Pensez que dans ce cerveau embryonnaire, pour ainsi dire, tout a un reflet, tout a un écho, tout a un retentissement d'une effrayante intensité. C'est moins l'étude que le jeu qui lui est nécessaire. Plus tard viendront les tours de force de la mémoire; pour l'instant, laissez-le à son développement physique. S'il est timide et taciturne, amusez-le, procurez-lui des distractions, créez-lui des relations dans le petit monde de son âge dont il partagera les jeux.

C'est ainsi que, sous la surveillance maternelle, il acquierra les forces physiques, tandis que s'éveilleront progressivement et sans *à coup* les fonctions intellectuelles.

Si malgré tout, l'affreux mal frappe un de vos enfants, ne désespérez pas encore ; quelque difficile que soit la guérison, une thérapeutique judicieusement appliquée l'obtient quelquefois.

L'EPISTAXIS OU SAIGNEMENT DE NEZ

Cette hémorrhagie, extrêmement fréquente, est plus souvent occasionnée par de petites ulcérations de la muqueuse nasale. On la voit survenir aussi, sans aucune lésion de la membrane pituitaire, par simple exhalation, comme dans la congestion. Dans ce dernier cas, l'épistaxis est quelquefois avantageuse et il ne faut rien faire pour la combattre si elle ne se prolonge pas trop longtemps ; mais lorsque l'hémorrhagie est trop abondante, lorsqu'elle survient chez des anémiques et des personnes déjà affaiblies, il devient urgent de l'arrêter.

Les moyens les plus simples pour arriver à ce but consistent à placer le malade dans un lieu frais, la tête élevée, à lui appliquer sur le front et la base du nez des compresses d'eau glacée. Il suffit quelquefois de prendre un pédiluve, d'appliquer de la moutarde sur les jambes ou de tenir les narines bouchées pendant que le bras, du côté où a lieu l'écoulement, est tenu élevé verticalement. Enfin, si aucun de ces moyens ne donne de résultat, il faut recourir au tamponnement des fosses nasales ; mais ce procédé, toujours difficile à employer, surtout s'il faut tamponner les fosses nasales antérieures et postérieures, demande uue habitude qùi nécessite l'intervention du médecin.

Le perchlorure de fer, dont les propriétés astringentes sont souvent mises à contribution dans les hémorrhagies, est fréquemment employé pour arrêter le saignement de nez ; un tampon de ouate ou d'amadou est imbibé de ce liquide et introduit dans la fosse nasale qui donne naissance à l'écoulement. Ce mode d'opérer, généralement mis en pratique dans les pharmacies où les malades ont l'habitude de demander du secours, est des plus funestes, et nous avons vu des ulcérations graves suivre son application. De plus, après l'emploi du perchlorure de fer, il n'est plus guère possible au médecin appelé à continuer le traitement de se rendre exactement compte de la cause de l'hémorrhagie et d'y apporter un remède aussi prompt qu'efficace.

L'épistaxis, comme on le voit, n'est donc pas toujours une hémorrhagie aussi facile à faire cesser qu'on pourrait le croire. Ainsi, notre confrère le docteur Alvin, médecin consultant au Mont-Dore, a publié une observation d'épistaxis persistant depuis plus de quarante-huit heures, malgré l'emploi des moyens de traitement habituels : pédiluves, glace, perchlorure de fer, seigle ergoté, tamponnement antérieur et postérieur des foses nasales. Le sang filtrait à travers les tampons et se faisait passage par le point lacrymal. Conduit sans doute par les excellents résultats obtenus au moyen des injections d'eau chaude dans les pertes utérines, le Dr Alvin pratiqua une abondante irrigation d'eau à la température de 65 à 70 degrés centigrades ; au bout de deux ou trois minutes l'eau de retour n'était plus teintée de sang. L'irrigation, très peu douloureuse et facilement supportable, ne fut renouvelée que deux fois seulement dans la soirée. Voilà un traitement facile et exempt de danger à ajouter à la série nombreuse de ceux qui existent déjà contre les hémorrhagies nasales.

Le Dr Ruault, un spécialiste distingué pour les maladies du nez, prétend qu'avec un éclairage convenable et un examen attentif, le médecin peut le plus souvent découvrir que l'épistaxis a pour point de départ une petite veinule variqueuse et qu'un seul attouchement au galvano-cautère suffit à l'arrêter.

Enfin, le docteur Hénocque a signalé les bons effets d'une solution concentrée d'antipyrine. Il suffirait d'imbiber de cette solution un tampon de ouate qu'on introduirait dans la narine saignante.

Voilà un procédé que nous recommandons volontiers aux pharmaciens dans les cas urgents où des malades sont conduits dans leurs officines, et qui remplacera avantageusement les pansements au perchlorure de fer.

LE CANCER DES FUMEURS

De nos jours le tabac compte tellement d'acharnés détracteurs et de zélateurs fanatiques qu'il faut traiter avec lui comme avec une puissance. Entré, pour ne pas dire ancré, souverainement dans nos habitudes, il y a pris insensiblement la place d'une passion véritable et là où il n'est pas conspué, il règne en maître. Quelques inimitiés qu'il ait soulevées, quelques colères qu'il ait déchaînées, quelques rames de papier qu'il ait fait noircir pour et contre lui, nous reconnaissons que sa part du royaume terrestre est encore très large, et qu'à l'heure où nous sommes, bien peu d'Etats européens pourraient s'en passer, au point de vue budgétaire.

Si c'est un ennemi redoutable, accordons-lui qu'il est un ami précieux. Son action sur notre organisme est mauvaise par la nicotine ou une prédisposition naturelle, comme il s'en trouve toujours chez certaines gens. Le cerveau, qu'il finit par stupéfier, après l'avoir quelque temps surexcité, lui doit une bonne partie de ses désordres; il excelle à contrarier sinon à paralyser les appétits normaux de l'estomac, ce qui est déjà quelque chose, et voici qu'on le rend responsable d'un cancer dont il est pourtant bien innocent. On cite quelques noms de personnes qui, adonnées sans réserve à la pipe ou au cigare, ont succombé à ce fameux cancer. Ils fumaient trop, disait-on, c'est ce qui les a tués. D'autres chargent le bal, l'absinthe ou le jeu de leur suicide. Le suicide au tabac, si suicide il y a, a du moins cette supériorité de durer plus longtemps.

Eh bien ! cher lecteur, il n'y a pas de cancer des fumeurs. Il est évident que cette déclaration renversera bien des idées reçues et désormais ébranlera plus d'une croyance ou d'une superstition parmi toutes celles qui s'attachent obstinément à l'art médical ; mais, quelque laide que soit la vérité, nous l'aimons, la pauvre fille, ne fût-ce que pour cette laideur et pour vexer certains peintres qui nous l'ont faite si belle. Et cependant, pour affecter un sérieux que nous sommes décidé à ne pas apporter dans cette question, nous dirons aux personnes ou menacées de cancer ou atteintes déjà du terrible rongeur : Ne fumez pas, si vous avez au palais, aux lèvres, à la langue, quelque plaie suspecte ; ne fumez pas, si, tapi au fond de votre estomac, le monstre dénonçait sa présence par des souffrances topiques et des spasmes généralement terminés par une expectoration rougeâtre ; ne fumez pas ! Vous n'avez pas engendré la bête horrible, mais vous l'entretenez, vous la nourrissez, vous l'abreuvez des poisons qu'elle aime, au milieu desquels elle se développe avec rapidité jusqu'à ce que son œuvre soit parfaite. Les

Degoix, Maladies.   7

cancers de la bouche ne sont malheureusement pas rares, mais, comme nous l'avons dit, ce serait une grossière erreur que de croire qu'ils affectionnent ceux qui fument plus que ceux qui ne fument pas. Supposez un ulcère à la langue ou aux lèvres et que vous fumiez la pipe. Par un mouvement instinctif, habituel, vous frottez le tuyau de votre pipe contre le mal et vous l'exaspérez, heureux si quelque débris de cette terre mâchurée par vos dents ne vient encore par son intempestive... adaptation irriter le mal et le rendre cent fois plus intolérable. Outre quoi, la nicotine n'a jamais passé pour un curatif du cancer, tant s'en faut. Et même étant donné l'usage immodéré du tabac, les plaies d'apparence le plus insignifiante peuvent se transformer en ulcères incurables. On comprend que nous n'ayons pas besoin d'aller plus loin. La pipe, le cigare ou la cigarette apportent bien avec eux leurs affections propres, mais ils ne sont pour rien dans la genèse du cancer, et les fumeurs, encore une fois, n'ont pas de cancer parce qu'ils fument, mais ils ont grand tort de fumer quand ils en ont un localisé où nous avons dit.

LE CHARBON

La mouche à charbon n'existe pas comme espèce particulière, mais la grosse mouche au ventre bleu qui affectionne les boucheries et les immondices est la pompeuse accréditée de ce virus qui ne fait heureusement que de rares victimes, mais qui ne laisse pas que de s'être créé une place dans la statistique annuelle de la mortalité parisienne. Le sang, que la chaleur décompose si vite, et les viandes dont la putréfaction est hâtée par une température lourde et orageuse attirent des nuées d'insectes qui se gorgent avec avidité de cette nourriture corrompue et qui, dès lors, peuvent devenir très-dangereuses.

A la campagne, on a vu des troupeaux entiers assaillis par des mouches *charbonnières* périr sans qu'on ait eu sous la main les remèdes qui pouvaient les sauver. D'où cela provenait-il ? Simplement d'un cadavre de chien, de chat ou de tout autre animal abandonné dans un champ, sur une route, dans un chemin, d'une pourriture quelconque sur laquelle, mouches, moucherons et insectes de tout genre se sont acharnés jusqu'à épuisement complet de chair et de sang.

Vous avez remarqué, en été, lorsqu'il fait une de ces chaleurs que l'on appelle *sénégaliennes*, en passant près des boucheries, cette chaude bouffée de viandes *avancées* qui vous fouette les narines. Si par hasard une mouche vous pique dans ces parages empestés vous ressentirez une démangeaison assez vive et cuisante qni n'ira pas jusqu'au charbon, mais c'est déjà un commencement de gangrène.

Le docteur Saffray, après avoir constaté que le *virus* empoisonneur existe dans le sang des animaux surmenés ou morts de *maladies charbonneuses*, ajoute, et nous en croyons son expérience, que « souvent il suffit de toucher la peau, le crin d'un de ces animaux pour s'inoculer la maladie ou l'inoculer par contact à d'autres personnes. »

Nos lecteurs ne sont pas sans avoir entendu parler des piqûres anatomiques qui menacent tout habitué des amphithéâtres où le bistouri se joue la plupart du temps avec des chairs absolument putréfiées. Le cas en est très fréquent, mais comme ceux qui en sont atteints ont sur eux ou près d'eux tout ce qu'il faut pour prévenir immédiatement les effets du mal, le *virus* ne fait que peu de victimes. Peu, c'est trop encore.

Mouche ou bistouri, c'est tout un ; piqûre anatomique ou charbon, tout cela vous a un air de famille, d'une famille à ne pas fréquenter.

Quoi qu'il en soit, c'est là un de ces dangers qui planent sournoisement dans l'air et peuvent nous atteindre au moment où nous y pensons le moins. On nous répondra qu'une tuile, une cheminée tout entière, peuvent également nous surprendre à chaque instant dans nos courses ou nos promenades à travers Paris. Nous ne l'ignorons pas, et c'est de la banalité de répéter cette autre banalité, mais l'affection charbonneuse dont nous parlons n'est pas de celles qui prêtent à de vulgaires plaisanteries.

Nous croyons devoir minutieusement indiquer ici quels soins sont à prendre en cas de *pustule maligne*. Et c'est intentionnellement que nous écrivons *pustule maligne !* puisque le traitement est le même.

La personne qui aura été piquée par une mouche *charbonneuse,* pour se servir du vrai mot, ne tardera pas à éprouver un malaise d'une nature toute spéciale. A ce premier symptôme, suffisamment significatif, succèdera un affaissement complet de toute la personne avec des chaleurs intenses au creux de l'esto-

mac. Puis, voici que les yeux se plombent ; la langue
noircit, se sèche et se fendille ; les évacuations deviennent fétides, et la mort, si la maladie n'est énergiquement et techniquement combattue, ne se fait
pas longtemps attendre.

Le premier traitement, celui qu'il ne faut pas dif-
férer d'un instant, consiste, dès que les premiers
malaises indiquent la nature maligne de la piqûre, à
fendre en croix profondément la petite plaque (endroit par où le virus a été inoculé) dans la profondeur
de 4 à 5 millimètres et dans la longueur de 3 à 4 centimètres ; on exprime bien le sang par une pression
circulaire de la base, et l'on éteint dans chaque incision deux ou trois gros couteaux chauffés à blanc
(application du cautère) ; les incisions *doivent aller
jusqu'aux parties saines.*

Et le principal est que le remède arrive à temps.

L'ÉRYSIPÈLE

Tout récemment encore, une de mes clientes accou-
rut chez moi, affolée. Comme je ne pouvais être à elle
que dans une demi-heure, elle me fit supplier de lui
donner sans plus tarder cinq ou six minutes au plus.
Connaissant le nervosité de la personne qui réclamait
mes soins, je m'empressai de la satisfaire.

— Tenez, dit-elle, en me présentant son enfant,
je suis sûre que cette fois c'est l'érysipèle.

Et elle découvrait le cou du baby où se voyaient
des plaques rougeâtres avec quelques boutons dont
la forme m'était bien connue.

— Non, Madame, rassurez-vous, répondis-je, et

rentrez chez vous plus calme que vous ne l'êtes en ce moment. Couchez d'abord le baby, et j'irai le voir dans l'après-midi.

Ce n'était qu'un érythème qui fut on ne peut plus bénin.

Que de fois aussi dans mes correspondances, je trouve à la fin d'une lettre pleine d'angoisses ces mots caractéristiques : « Si vous saviez comme j'ai peur d'un érysipèle ! »

Parlons donc de cette terrible affection, et nous le ferons en nous inspirant du travail de notre confrère le docteur Echalier,(1)qui,en quelques pages nettes et substantielles, a su mettre au point une question très controversée, et, sous plus d'une de ses faces, très obscure.

On a bien assigné à l'érysipèle une certaine parenté avec la scarlatine, la rougeole et la variole, mais il reste encore à la classer, à lui donner son rang, et c'est ce qui, jusqu'ici, n'a pas été fait. Comme toutes les fièvres éruptives dont nous venons de parler, l'érysipèle évolutionne en trois phases qui lui sont communes avec ses similaires. Elle a ses périodes d'invasion, d'éruption et de défervescence. Cela est connu, mais ce qui l'est moins, c'est la période d'incubation, et c'est précisément de ce côté que le docteur Echalier a porté tout l'effort de sa lumineuse discussion.« Il ne faudrait pourtant pas croire, observe-t-il très judicieusement, que les fièvres éruptives aient une période d'incubation presque infiniment invariable, et puissent offrir la durée mathématique que certains auteurs se plaisaient à lui attribuer, »

(1) Echalier, Thèse.

Et d'abord il a bien fallu s'occuper de découvrir le parasite de l'érysipèle. Les travaux de Koch, Cornil et Babès conduisirent à la découverte d'un microbe identique du *streptocoque* de la suppuration, de la lymphangite, de la fièvre puerpérale, de la *phlegmatia alba dolens*. C'est dire assez le caractère infectieux de la maladie dont nous nous occupons. Les lapins se trouvaient là tout à point pour les expériences d'inoculation, et des deux expériences faites par Orth nous en reproduisons une, pour l'édification de nos lecteurs :

Le 2 juillet. — Injection sous-cutanée au côté gauche du dos d'un lapin de 2 gr. du liquide désigné.

Le 3. — Le siège de l'injection se tuméfie un peu.

Le 4. — La peau devient légèremeut rouge près de la piqûre et un peu gonflée.

Le 5. — La rougeur a presque disparu ; mais l'infiltration dure encore. Néanmoins, l'animal est gai (affaire de caractère).

Le 6. — Une incision sur le point tuméfié laisse échapper par petite pression une assez grande quantité de globules rouges, mais aucune bactérie.

Constatons sans plus tarder que l'érysipèle expérimental a une période d'incubation très courte qui se réduit souvent à quelques heures, et ne paraît pas dépasser trois jours.

L'érysipèle ordinaire, ou, si l'on veut, *pur*, dissimule avec plus d'opiniâtreté ses obscures origines. Les observations que l'on a pu en faire jusqu'à présent sont malheureusement très restreintes, et l'on pourrait ajouter insuffisamment concluantes. Avec beaucoup de sagacité, M. le Dr Echalier fait obser-

ver que «l'origine de la contagion est presque toujours ignorée» et qu'il est difficile de dire, étant
donné le contact d'un érysipélateux, à quel instant
s'est effectuée la contamination.

Toujours avec M. Echalier (et nous trouverions difficilement un meilleur guide), nous allons rapporter un fait recueilli dans le service de M. le professeur Proust, à l'Hôtel-Dieu :

« Le nommé B..., Sylvain, âgé de 23 ans, entre
le 11 mai 1887 à l'Hôtel-Dieu, dans le service de M.
le professeur Proust.

« Ce malade, convalescent de variole, est entré le
2 mai à l'asile de Vincennes. Le lendemain de son
entrée, le 3 mai, un convalescent arrivé le jour même
à Vincennes, et placé dans la même salle que lui,
dans un lit en face du sien, fut pris des premiers
symptômes d'un érysipèle de la face.

« Le malade fut évacué de la salle le lendemain
même. B... s'était plusieurs fois approché de son lit
et lui avait donné des soins.

«B... resta à l'asile, en parfaite santé, jusqu'au 12
mai. Le lendemain, 13 mai, c'est-à-dire dix jours
après avoir subi le contact d'un érysipélateux, il fut
pris de céphalalgie, de frisson, de fièvre vive. Il entrait le lendemain à l'Hôtel-Dieu avec une rougeur
érysipélateuse de l'aile du nez.

« Son érysipèle envahit toute la face, mais se ter-
mina heureusement, et le 1er juin le malade sortait
de l'hôpital. »

Nous avons peu d'observations de ce genre à enregistrer ; mais, si nous voulons prendre une moyenne
pour fixer la période d'incubation d'après tous les

faits soigneusement consignés dans nos hôpitaux parisiens, nous sommes amené à cette persuasion que
« l'érysipèle dit médical, celui où l'inoculation di-
recte ne peut être incriminée et où la porte d'entrée
est le plus souvent invisible, apparaît en moyenne
dans la seconde semaine qui suit la contagion. »

L'INSOLATION

L'insolation, qui est produite par l'action d'une
chaleur excessive, n'a rien de commun avec l'érythème du visage et des mains, vulgairement connu
sous le nom de *coup de soleil*, et caractérisé par une
rougeur générale uniforme avec gonflement du tissu
cellulaire sous-cutané, qui disparaît par l'emploi du
traitement appliqué aux brûlures du premier degré.

L'individu frappé d'insolation se plaint d'abord
d'un mal de tête; il éprouve une sensation d'étouf-
fement et accuse une soif assez vive. Ces premiers
symptômes sont rapidement suivis de vertiges et
parfois de vomissements bilieux ; puis le malade tombe sans connaissance ; la respiration devient pénible
et la face se congestionne. Dès le début, la fièvre est
violente, la céphalalgie profonde est gravative, les
sueurs abondantes et l'urine rare, mais fortement colorée et ardente au passage ; les paupières se gonflent
et les yeux ne peuvent supporter l'éclat de la lumière.

Si des secours n'arrivent pas à point, ces symptômes peuvent s'aggraver jusqu'au délire et aux convulsions ; puis le malade tombe dans un coma qui
précède la mort.

L'insolation n'est pas toujours aussi intense et n'a pas toujours une marche aussi rapide que nous venons de l'indiquer ; mais, en général, lorsque la chaleur est excessive, les accidents se produisent avec une rapidité qui appelle des secours immédiats.

Il est rare que l'insolation frappe les ouvriers occupés aux travaux des champs qui les obligent à se donner un mouvement continu ; elle frappe facilement les personnes qui restent immobiles sous les rayons ardents du soleil, comme les militaires dans certains jours de revue ; mais elle frappe surtout les personnes soumises à la double intensité des rayons directs et des rayons réfléchis de la chaleur et de la lumière.

Devant la gravité d'une semblable affection, il est important que chacun puisse porter, en cas d'accident, un secours que tout retard rendrait inutile.

Après avoir en toute hâte transporté le malade à l'ombre, on lui enlèvera ses vêtements et on lui fera des affusions froides sur la figure et sur la poitrine, en même temps que l'on pratiquera sur les membres des frictions stimulantes. Puis on administrera à l'intérieur des excitants diffusibles tels que thé, café, infusion aromatique.

Si les accidents sont plus graves, outre les moyens précédents, on pratiquera des affusions froides générales, on appliquera des compresses d'eau froide et glacée, si possible, sur la tête ; on pourra faire respirer de l'ammoniaque ou de l'éther.

Mais, avant tous ces remèdes, il en est un bien simple qui donne d'excellents résultats, lorsqu'on est assez heureux pour l'avoir sous la main ; nous vou-

lons parler des sinapismes appliqués sur les membres du malade.

Est-il un médicament plus facile à emporter et
moins encombrant que la moutarde en feuilles ?

Le sac du soldat comme celui du voyageur devrait toujours en contenir ; un peu d'eau pour l'hu-
mecter est facile à trouver ; à défaut d'eau pure,
l'eau rougie ou la boisson contenue dans une gourde
peuvent être employées ; enfin, en l'absence de
tout autre liquide, on peut utiliser celui que les reins
sécrètent continuellement dans le réservoir dont
nous sommes tous munis. Si naïf que paraisse ce
procédé, il n'est pas à dédaigner et nous avons entendu rapporter plus d'un cas où des malades lui
durent la vie.

LES ENGELURES

L'engelure est un des plus désagréables fléaux qui
ternissent de leurs vulgaires souffrances la gloire vir-
ginale de nos jeunes années. Que de mains exquises,
s'annonçant comme devant être des merveilles de
grâce fuselée, adorablement semées de fossettes, ont
été ravagées, stupidement déformées, atrocement
crevassées par ce poulpe femelle tapi dans les profondeurs des neiges hivernales et qui tout à coup apparaît sous la forme ridicule d'une engelure ! Et voici
que commencent les démangeaisons impatientes, dé-
vorantes, qui mettent au bout des ongles exaspérés
des lambeaux de cette chair si tendre et si fraîche,
des larmes de ce sang si pur et si vermeil !

Le monstre n'a qu'une origine confuse, comme aussi, lorsqu'il se manifeste, il affecte les formes les plus variées, les plus hétéroclites. C'est d'abord une inflammation de la peau du bout des doigts de la main ou du pied; une tension gênante et chaude, puis une décoloration violente du tissu, et, lorsque l'engelure est complète, elle a ses boursoufflures désordonnées, ses crevasses particulières, et toujours son infernale démangeaison.

Le Midi qui a décidément toutes les chances n'a pas, dans sa langue si colorée, un seul mot qui serve à désigner l'engelure : « Té ! connais pas ! Ce n'est pas une maladie de Marseille ! » dit le fils expansif du pays où, comme une fleur toujours vivace, le soleil s'épanouit dans le ciel bleu. Mais où l'engelure triomphe c'est dans le Nord, c'est dans l'Est, c'est dans l'Ouest. Son domaine, comme on voit, est assez vaste.

Mais, en somme, le mal est plus encombrant que dangereux, et c'est peut-être son innocuité même qui l'a mis à l'abri des patientes et sagaces investigations de la science moderne.

L'engelure a-t-elle ses victimes préférées ? Aime-t-elle plutôt les tempéraments faibles que les tempéraments forts ? S'adresse-t-elle, de préférence, aux fillettes et aux femmes ? Autant de questions auxquelles il n'est pas facile de répondre. Nous ne désespérons pourtant pas qu'un jour un statisticien désœuvré nous renseigne complètement et surabondamment à cet égard.

Pour notre compte, nous nous souvenons, dans notre enfance, d'avoir été un des élus de l'engelure. Osons avouer avec une franchise qui nous honorera peut-être, qu'à l'époque déjà lointaine où nous nous plaçons, peu de personnes se sont plus fréquemment et plus énergiquement « grattées ». Autour de nous, d'ailleurs, nulle commisération pour les intolérables et rongeuses démangeaisons qui nous affolaient. Enveloppées de flanelle, nos mains devenaient incandescentes. Autant les plonger dans l'eau bouillante. L'eau froide calmait un moment la douleur, mais survenait alors l'horrible onglée, l'onglée lancinante plus féroce à sa façon que l'engelure elle-même. Un remède nous réussissait : de longues frottées avec de la neige fraîchement tombée. Nous ne nous souvenons pas d'avoir employé d'autre remède. Peut-être neigeait-il alors beaucoup plus que maintenant.

Voulez-vous une description exacte et scientifique de l'engelure ? Non, n'est-ce pas ? Vous tous qui me lisez, (et j'en excepte ceux qui ont eu l'étrange bonne fortune de naître

Au bord de tes flots bleus, ô Méditerranée).

Vous connaissez sur le bout de l'ongle l'engelure, et ces pages pourtant si bénignes réveilleront peut-être chez vous les anciennes cuissons qui empoisonnèrent tant de jours de votre aurorale existence, qui troublèrent tant de vos nuits, de ces belles nuits où l'on dort les poings fermés, les narines frémissantes et la bouche grande ouverte.

Ne vaut-il pas mieux, chères lectrices, vous enseigner les remèdes les plus en usage, au cas où vos chères mains seraient atteintes par le bourreau qui, entre parenthèses, n'exerce relativement que très peu à Paris.

Voyez-vous poindre l'engelure? Frictionnez les régions atteintes avec de la neige si vous en trouvez sous la main ; à défaut de neige, recourez à l'alcool camphré.

Une fois que les engelures ont pris possession de la place, vous obtiendrez du soulagement en employant un mélange de laudanum, camphre et eau-de-vie dont vous enduirez les parties malades le soir au coucher, en ayant soin de les envelopper ensuite dans un large gant ou bas de laine suivant qu'il s'agira de la main ou du pied.

Voici la formule de ce mélange toujours facile à se procurer :

```
Laudanum de Sydenham....................  2 gr.
Camphre................................... 10.
```

Mêlez avec eau-de-vie en quantité suffisante pour obtenir une pâte sirupeuse.

Les badigeonnages de teinture d'iode nous ont aussi donné d'excellents résultats dans les cas d'engelures non ulcérées.

Enfin, pour éviter les engelures, employez toujours l'eau froide pour votre toilette, et si vous êtes sujets à ces petites misères, n'attendez pas leur apparition ; mais dès que le froid se fait sentir, onctionnez, en vous couchant vos mains ou vos pieds avec de la glycérine, et le matin, en vous levant, après avoir enlevé cette glycérine par un lavage, faites une vive friction avec de l'eau-de-vie camphrée.

LE COR AUX PIEDS

Chacun connaît cette petite tumeur dure, formée par des écailles épidermiques comparables à de la corne ; les Latins l'appelaient *gemursa* (de *gemere*, gémir), indiquant par cette désignation les souffrances endurées par ceux qui en sont affligés.

Le cor est une affection du pied, qui consiste en un épaississement circonscrit de l'épiderme avec noyau central, dur, qui s'enfonce sous forme de pointe dans l'épaisseur du derme. Cette disposition l'a souvent fait comparer à un clou dont la pointe, ou racine, beaucoup plus dure que le reste du cor, peut être unique, double ou triple, ressemblant assez, dans ce dernier cas, à une dent brisée à sa couronne.

Les cors se rencontrent toujours aux pieds, et particulièrement chez les personnes qui emploient des chaussures défectueuses ; il ne faudrait pas croire que les chaussures trop étroites en sont la seule cause, car les souliers trop larges les produisent également. Si les uns agissent par compression, les autres, en laissant trop de liberté au déplacement du pied pendant la marche, multiplient et répètent les frottements. Aussi les personnes qui marchent pieds nus n'en sont-elles jamais atteintes. Dans tous les cas, cette affection, toute locale, occupe surtout le côté externe du petit orteil, la face dorsale des orteils, plus rarement le talon et la plante du pied.

La forme même du cor, qui rappelle si bien celle d'un clou, explique la vive douleur ressentie lorsqu'on met une chaussure trop étroite et surtout lorsqu'un choc quelconque vient à le heurter : le cor agissant comme un cône pointu enfoncé dans la peau, comprime le derme et les parties voisines dont la sensibilité est exaltée par ce contact rude et irritant. C'est ce qui explique aussi la violence de la douleur chez les personnes dont la peau est fine et délicate, tandis que chez quelques personnes peu sensibles, les cors ne provoquent pas de souffrance ; mais c'est là un fait assez rare. Toutefois lorsque la couche épidermique a été amincie par un instrument tranchant, la douleur n'existe plus ; lorsque cette couche atteint au contraire une certaine épaisseur, la moindre compression exercée à la surface provoque une lancination très vive. A la suite d'excitations répétées une imflammation peut se produire sur le pourtour du cor et se terminer par un petit abcès qui vient poindre et percer à la surface de la peau.

Le cor, étant le plus souvent occasionné par des chaussures mal faites et dont la forme est peu appropriée au pied, la première indication préventive consiste à donner la préférence aux souliers souples dans lesquels le pied non comprimé remplira cependant entièrement la cavité qui lui est destinée, sans y être soumis, pendant la marche, à des frottements répétés (1).

Une fois que le cor existe, il devient urgent de modifier la chaussure et de lui donner une forme convenable, pour prévenir tout contact irritant sur les parties qui sont le siège du mal. Pour arriver à une protection régulière, on a imaginé un anneau en

(1) Voyez Galopeau, *Manuel du Pédicure ou l'art de soigner les pieds*. Paris, 1878.

caoutchouc que l'on passe autour de l'orteil ; cet anneau, perforé dans le point qui correspond au cor, protège ainsi celui-ci par un bourrelet circulaire ; ce petit appareil, qui peut être comparé à une bague dont le cor occuperait la place du chaton, suffit souvent à lui seul pour amener la guérison.

Trois modes de traitement curatif ont été indiqués :

1º L'*excision* qui consiste à enlever le cor avec un instrument tranchant ; 2º l'*extirpation* : pour pratiquer cette opération, on décolle le bord du cor, puis, avec une aiguille aplatie à pointe mousse, on énuclée le pourtour de sa pointe et, cela fait, on l'arrache aisément ; cette petite opération ne doit determiner ni douleur, ni écoulement de sang ; 3º la *destruction par les caustiques* appliqués chaque jour sur le cor.

Les deux premiers modes de traitement (*excision et extirpation*) ne sont pas sans danger, et il n'est malheureusement pas rare de voir à la suite des blessures (coupures ou écorchures) si légères qu'elles soient, produites en opérant, le pied devenir le siège d'inflammations graves, telles que l'angioleucite, le phlegmon du pied dont les conséquences peuvent entraîner la perte du membre et même la mort. Aussi ne saurais-je trop recommander de bien se garder de livrer son pied au premier charlatan venu qui fera profession d'extirper les cors aux pieds. Je recommande également à tous ceux qui ont l'habitude de se servir d'un instrument tranchant pour enlever la couche épidermique, lorsqu'elle devient gênante, de bien prendre soin de ne jamais aller trop loin et d'éviter ainsi une coupure qui pourrait avoir les conséquences que j'ai signalées ci-dessus.

Il reste le troisième mode de traitement, les caustiques sous forme de liquides, de collodions, de pommades, de crayons, etc. Jusqu'ici l'acide acétique cristallisable a eu la préférence ; on en applique chaque jour une goutte sur le cor qui, peu à peu, s'atrophie et disparaît. Mais cette application elle-même doit être faite avec beaucoup de soin, si l'on veut éviter l'inflammation des parties voisines.

MÉDICAMENTS ET MÉDICATIONS

A LA MODE

HIER ET AUJOURD'HUI

Dans un ouvrage manuscrit, où furent soigneusement recueillies au siècle dernier les différentes recettes et formules employées à cette époque pour guérir les maladies, nous voyons recommandés les médicaments les plus bizarres, les méthodes les plus grotesques.

C'était-là la médecine des campagnes, et nous nous hâtons de déclarer que celle des villes, pendant bien longtemps, n'a guère mieux valu. Sans remonter à des temps trop reculés où toutes les superstitions se donnaient libre carrière, nous ne parlerons que de quelques années écoulées (rien des *rebouteurs* ou *rebouteux* d'aujourd'hui) et notre stupéfaction n'aura pas de bornes quand nous constaterons l'incontestable succès de tous les zouaves Jacob, qui, sans l'autorisation de la Faculté, se sont permis des cures merveilleuses rien que par le magnétisme du regard et des mains et l'autorité de leur parole.

Avouons, en passant, qu'aujourd'hui ressemble terriblement à hier. Et dire que l'eau froide n'a été connue que beaucoup plus tard, qu'elle n'est appliquée, et ne rougit-on pas de l'écrire, que de nos jours dans les maladies les plus redoutables, où sévissent les fièvres les plus violentes ! Contester cependant les progrès de la médecine et de la pharmacie serait nier qu'à moins d'éclipse il fait jour à midi.

Une révolution profonde s'est accomplie, ces dernières années, dans la thérapeutique générale. Chose bizarre, il semblerait que, dans les sciences médicale et chirurgicale, on soit allé tellement loin qu'un jour ou l'autre il sera nécessaire de revenir sur ses pas.

Depuis que l'on a assigné à chaque maladie son origine, due à la présence d'animalcules microscopiques qui portent des noms bien connus, on s'est attaqué à ces microbes, à ces virgules, à ces bacilles et on a cru, non sans raison peut-être, qu'en les détruisant, on supprimait le germe de toutes les affections qui nous poussent si prématurément vers la tombe. Entreprendre l'historique des différentes périodes par lesquelles ont passé les émouvantes découvertes qui, depuis quelques années, ont fait tant de bruit dans le domaine de la bactériologie, serait au-dessus de nos forces (1).

Quoi qu'il en soit, le microbe est accepté par des autorités devant lesquelles nous devons nous incliner et, dans nos hôpitaux comme dans tous nos pansements particuliers, le bacille dévastateur subit un siège en règle. Dire qu'il a rendu les armes serait trop s'avancer. M. Koch, de retentissante mémoire, serait peut-être le premier à trouver que nous allons trop loin. Toujours est-il que l'armée des antiseptiques marche en ligne serrée contre lui, recrutant chaque jour dans sa marche progressive de précieux auxiliaires et enregistrant aussi presque chaque jour de nouvelles victoires. Ces antiseptiques, faut-il les nommer ici ?

(1) Voyez Schmilt, *Microbes et Maladies*. Paris, 1886. — Macé, *Traité pratique de bactériologie*, 2ᵉ édition. Paris, 1891.

Aujourd'hui ils s'appellent légion.

L'acide phénique, qui n'est pourtant pas si vieux, a presque fait son temps, bien qu'il soit encore couramment employé dans nos hôpitaux. Puis on a soudain vu apparaître le thymol, le naphtol, et pour clore une énumération qui serait beaucoup trop longue, le *lysol*, qui n'est pas encore intronisé chez nous, mais qui, paraît-il, réussit très-bien en Allemagne. N'oublions pas la lymphe de Koch, et souhaitons que le nouvel antiseptique fasse son chemin avec moins de tapage et plus de succès.

Quelques professeurs des hôpitaux, et ils pourraient se compter, luttent bien encore contre l'anti-microbisme aigu, qui caractérise la médecine de ces dernières années, mais il n'est pas possible qu'ils ne finissent par se rendre. Nous en connaissons un, et non des moindres, qui est pourtant décidé à mourir dans l'impénitence finale. Etrange ! comme dit Hamlet.

L'ISOLEMENT
ET L'ANTISEPSIE MÉDICALE

Malheureusement trop manifeste dans son existence, la contagion des hôpitaux suit une marche tellement irrégulière, on pourait même dire tellement incohérente, qu'il serait difficile de préciser son point de départ et d'expliquer ses étranges pérégrinations.

L'isolement dont on s'est servi jusqu'ici pour les

maladies contagieuses n'a pas eu le succès qu'on en attendait. Dans son service de clinique à l'hôpital des Enfants malades, M. le professeur Grancher a constaté que les victimes de la diphtérie et de la rougeole, pour ne citer que ces deux affections typiques comme contagion, étaient actuellement en aussi grand nombre que par le passé.

Restait donc la ressource de joindre *l'antisepsie* à l'isolement.

Le tout était de pouvoir l'appliquer. M. Peyron, directeur de l'Assistance publique, avisé par M. Grancher, fournit à ce dernier tous les éléments de prophylaxie qu'il lui demandait. En somme, la dépense n'était pas énorme ; il ne s'agissait que d'obtenir de la parcimonieuse administration des paravents en toile métallique, au moyen desquels on pourrait complètement isoler l'enfant dans la salle même où il se trouvait, et des paniers en fil de laiton qui contiendraient tout ce qui sert au repas du malade et seraient ensuite désinfectés avec les objets dont le rubéoleux se serait servi, dans une chaudière d'eau bouillante. M. Grancher demandait, en outre, une infirmière de plus par salle. Le croiriez-vous ? On fit droit à ses légitimes réclamations, et, dès lors, l'hôpital des Enfants malades devint le théâtre d'expériences continues et décisives pour toutes les maladies contagieuses, excepté pour la rougeole.

Les cas en ont diminué, cela va sans dire, mais elle a obstinément, et on ne sait pour quelle cause, résisté aux antiseptiques les plus efficaces. M. Grancher avoue sans fausse honte son insuccès, mais ni sa science, ni son dévouement ne peuvent être mis en doute. Il faut s'en prendre à la nature même de la maladie.

Jusqu'ici, on pensait que la rougeole n'était contagieuse qu'à une certaine période, et voici qu'elle se propage avant de s'être déclarée. Allez donc combattre un ennemi que vous ne connaissez pas. Dans les salles d'hôpital, on croirait que les plus voisins du contaminé vont être les premières victimes du fléau ; pas du tout, les germes infectieux s'en iront aux lits les plus éloignés, par conséquent les moins en contact, et ceux qui se croyaient à l'abri de la contagion seront précisément frappés avant tous les autres. Ce qui est toutefois acquis pour le moment, c'est que la contamination de la rougeole ne se transmet que « par les mains ou les vêtements d'une tierce personne » qui aurait soigné ou touché un rubéoleux. On éprouve une certaine satisfaction à constater que si l'atmosphère ambiante, celle qui entoure le malade, recèle des germes de maladie, ces germes n'ont rien de contagieux.

Mais nous sommes encore loin du temps où tout sera dit sur la rougeole.

Il en a été autrement de la diphthérie qui, elle, usant de moins de duplicité que la rougeole, peut être prise à temps par les mesures prophylactiques. La fausse membrane qui la caractérise est un flagrant avertissement de sa présence, et, dès lors, le médecin sait à quoi s'en tenir.

Avant M. Grancher, les cas de mort par contagion de la diphthérie ne différaient pas de ceux des autres maladies dans les hôpitaux. Aujourd'hui, la pa-

tiente et persévérante application de l'antisepsie les
a, sinon supprimés, au moins diminués dans une
notable proportion. Ce résultat est un de ceux auxquels on ne peut qu'applaudir sans réserve.

Il ne s'agit que d'étendre aux services des autres
hôpitaux les moyens de désinfection dont M. le professeur Grancher se sert depuis si longtemps à sa
clinique des Enfants malades ; mais quand le fera-
t-on, et le fera-t-on ?

LA LYMPHE DE KOCH ET LA TUBERCULOSE. (1)

La recherche de la paternité ayant été rejetée par
un nombre respectable de voix, tous ceux qui se
sentaient comme créés exprès pour rechercher
quelque chose ont mis au service d'un tas de petites
bêtes, généralement désignées sous le titre familial de *microbes*, mais subdivisées à l'infini avec des
formes de bâtonnets, de virgules, etc., leurs rares
facultés d'explorateurs.

Jusqu'ici, à coup sûr, M. Pasteur tenait la corde.

Voici que d'un pays d'où cependant la lumière
n'avait pas l'habitude de nous venir, surgit un
homme qui, *urbi et orbi*, annonce d'une voix reten-

1 A la date du 28 novembre nous avons publié dans un grand journal
du matin un article sur *Koch et la tuberculose*. — Cet article, nous
l'avons relu et n'avons rien à y changer. On verra que nous tenions le
public en garde contre un engouement que rien ne justifie plus aujourd'hui. Nous ne concluons pas... C'est tout ce que nous pouvions faire.
Nous réimprimons cet article à titre de document.

tissante qu'il a, lui aussi, trouvé quelque chose. Pour faire du bruit, s'il a voulu ne faire que cela, le docteur Koch peut se vanter d'avoir splendidement réussi. Presque du même coup, il a éclipsé Eiffel et Pasteur. Faudra-t-il dès à présent le ranger dans la catégorie des bienfaiteurs de l'humanité, entre Pinel, Jenner, Oberkampf et Jacquart ? Hélas ! pourquoi faut-il que nous en doutions ? Ce n'est pas une basse jalousie qui nous fait parler, et nous aimerions mieux applaudir des deux mains à une découverte dont nous sommes bien forcé d'entretenir le public qui en a pourtant eu les oreilles rebattues.

Voici en deux mots : M. Koch aurait trouvé le moyen de guérir la tuberculose ! Cela vient juste au moment où un médecin bien connu faisait, à l'Académie de médecine, cette déclaration très peu rassurante que nous étions tous tuberculeux. — M. Pasteur lui, au moins, n'a jamais prétendu que nous fussions tous enragés. Le jour où fut formulée cette retentissante affirmation il y eut pendant une heure tout entière un morne silence, un recueillement solennel, presque aussi le souffle de panique qui n'attend que la catastrophe pour éclater en ouragan. Puis, Paris reprit aussitôt ses petites occupations, ses places ordinaires à l'atelier, au restaurant, au théâtre. On n'en parla plus. Après nous, le déluge, et les tuberculeux ne s'en portaient pas plus mal. Les statistiques notaient hebdomadairement le même nombre de décès dus à la tuberculose, et cette bonne terre maternelle des cimetières parisiens s'entr'ouvrait complaisamment pour donner aux phtisiques à bout de poumons l'éternel repos qu'ils n'avaient certes pas volé.

L'idée de M. Koch part d'un principe très humain, et nous ne saurions qu'approuver les tendances de ses profondes études au soulagement des maux de ses semblables, à l'abolition de la souffrance, au prolongement de notre courte vie. Que de nobles intelligences ont bercé l'éternelle utopie et se sont usées dans la poursuite obstinée de l'insaisissable idéal ! Demandez donc aujourd'hui même à M. Pasteur s'il a en l'œuvre qu'il a si courageusement édifiée une confiance absolue. Lui aussi, alors que ses élèves et ses fanatiques admirateurs proclamaient témérairement sa gloire, lui aussi était travaillé de doutes amers et de légitimes scrupules, ces mêmes doutes et ces mêmes scrupules qui, à l'heure où nous écrivons, tiennent en suspens le fameux docteur de Berlin. M. Koch triomphe dans son pays, où l'on est généralement peu prophète, mais nous ne croyons pas que Paris lui décerne de sitôt l'*introït* que l'éminent bactériologiste semble lui demander. Il guérit des lupus et autres affections de ce genre ; mais s'est-il attaqué au mal véritable, à la tuberculose pulmonaire ? Est-il allé le chercher dans les mystérieuses profondeurs où s'opère sa redoutable incubation ? Et que de questions nous pourrions encore poser qui resteraient sans réponse ?

Et voici que certaines autorités médicales et scientifiques veulent que le système de M. Koch, appliqué à la véritable tuberculose, nous entendons à la phtisie parvenue à une certaine période, serait plutôt fatal au malade qui l'expérimenterait. Ceux

qui, dès maintenant, protestent contre les théories
de Berlin, ne sont nullement sujets à caution. Ils
ont fait leurs preuves, et nous nous réservons entre
les dissidents, souhaitant de tout cœur le triomphe
du savant prussien.

Nous nous rappelons, et il n'y a pas longtemps
de cela, qu'un médecin de Paris, M. le docteur D.,
s'empressait d'annoncer au public qu'il avait trouvé
la guérison du croup. Le sujet en valait certes la
peine. Ici, pas de liqueur brune; simplement des
inhalations de vapeurs de térébenthine. On mettait
complaisamment à la disposition des fidèles une
statistique édifiante qui imposait aux plus scepti-
ques. Chose étrange, ce qui réussissait si bien
entre les mains de M. le docteur D..., perdait de
sa vertu sitôt qu'un autre médecin voulait s'en
servir. Une fois de plus, la peau de l'ours avait été
prématurément mise en vente... et, pendant que
le croup promène toujours ses ravages, on cherche
une nouvelle méthode pour enrayer ses funestes
progrès.

En terminant, une question très familière au
public : l'œuf précède-t-il la poule ou la poule l'œuf,
en d'autres termes, le bacille précède-t-il la maladie,
ou la maladie ne l'enfanterait-elle pas ? Réfléchis-
sons, mes frères !

LE NAPHTOL ET LE LYSOL

Messieurs, saluons, s'il vous plaît, un antiseptique
dont l'apparition sur le domaine de nos petites misé-

res n'a pas été sans produire un certain effet. Bon prince d'ailleurs, le dit antiseptique n'a rien détrôné du tout, mais depuis quatre ans qu'il a droit de cité, dans les hôpitaux et les pharmacies, il peut se vanter d'avoir fait son petit bonhomme de chemin, côte à côte avec le phénol, le thymol, l'eugénol, etc.

Fils de la naphtaline, qui elle-même nous est fournie par la houille, (et des statisticiens acharnés nous ont prédit que la houille, dans quelque mille ans d'ici allait disparaître absolument des entrailles du globe !) il est entré dans la circulation thérapeutique et médicale sous la forme d'une poudre (*lamelles* est peut-être un peu exagéré) cristalline d'une extrême blancheur et que l'on ne saurait impunément toucher du bout de la langue sans découvrir immédiatement sa filiation avec le phénol. La chimie nous apprend que le produit en question est obtenu par l'action de la potasse en fusion sur les sulfo-naphtalates *B*. L'eau le trouve presque absolument réfractaire, et, seules, la glycérine et la vaseline liquides peuvent en avoir raison (1).

Il faut bien reconnaître que le naphtol n'a pas été lancé avec le fracas du salicylate de soude et du phénol. Il n'avait pour lui ni Germain Sée, dont l'autorité n'est pas mise en question, ni Bobeuf de très-commerciale mémoire.

Présenté avec circonspection, élaboré presque avec défiance dans des officines ennemies d'une hâtive popularité, il a finalement été reçu sans éclat comme sans tapage.

(1) Voyez Rocquillon-Limousin, *Formulaire des médicaments nouveaux et des médications nouvelles*, 2ᵉ Edition, Paris, 1891.

Est-ce bien une raison pour lui refuser la part de gratitude que nous devons aux multiples services qu'il a déjà rendus?

Car, il n'y a pas à se le dissimuler, tout aujourd'hui est à l'antiseptisme qui est, pour ainsi dire, devenu une science spéciale ou plutôt une branche de la science médicale officielle. Depuis quelque temps surtout les efforts de nos savants se sont portés vers ce mode de thérapeutique dont les applications sont désormais banales(1). Quelques protestations se sont bien élevées contre l'envahissement de ces nouveaux curatifs, mais ils ont tenu bon. — Il est bien évident que, par ce temps de maladies infectieuses qui court, les agents antiseptiques ne sauraient être trop vivement recherchés, et malheureusement ils sont encore trop rares.

La différence n'est guère sensible entre les résultats que donne le naphtol et ceux que l'on doit au phénol et à ses congénères.

On peut leur reprocher de n'être pas d'un usage facile et en même temps de ne pouvoir rendre, n'étant solubles que dans l'alcool, l'éther ou le chloroforme, qu'une partie des services que l'on serait en droit d'exiger d'eux s'ils étaient expérimentés à l'état naturel.

Quoiqu'il en soit, on ne peut nier que leur action est très grande, très-énergique, très-décisive et qu'ils interviennent dans la plupart des opérations déli-

(1) On consultera avec : Alph. Guérin, *les pansements modernes,* Paris, 1889. — Vinay, *Manuel d'Asepsie,* Paris, 1891. — Chauvel, *Précis d'opérations de chirurgie,* 3ᵉ Edition, augmenté d'un *Précis d'antisepsie chirurgicale,* Paris, 1891.

cates auxquels se livrent si fréquemment nos confrères, depuis les plus humbles jusqu'aux plus illus-
tres.

Nous ne pouvons, et on le comprendra très-bien,
entrer dans le détail des maladies qui nécessitent
l'emploi du naphtol.

Toujours est-il qu'on le recommande et qu'on l'emploie avec succès dans le traitement de cette terrible diphtérie qui fournit à la nécrologie parisienne
ses plus navrants et ses plus nombreux éléments.

Ennemi juré des parasites, de ces insectes aussi
répugnants qu'innommables qui élisent domicile
sur diverses parties du corps humain et y pullulent
avec une si déplorable fécondité, il les extermine
en un clin d'œil, et par là prévient l'usage toujours
difficile des divers onguents bien connus, tombés
aujourd'hui dans une complète désuétude.

Les maladies les plus infectieuses de l'estomac
sont presque toujours enrayées par l'absorption
d'une certaine dose de naphtol *B* mélangé avec du
salicylate de bismuth...

Et voici qu'on nous annonce la récente invasion
d'un antiseptique supérieur qui, d'un seul coup,
réaliserait le rêve que nous avons ébauché plus haut.
Il s'agit du *lysol* qui nous vient d'Allemagne où il a
dit-on fait *florès* dans quelques hôpitaux.

L'ACIDE SALICYLIQUE ET L'EAU OXYGÉNÉE ANTI-SEPTIQUE

Après de nombreuses discussions, où partisans et
adversaires du salicylage des matières alimentaires

avaient tour à tour développé leurs arguments, cette importante question d'hygiène a été résolue le 25 janvier 1882, à l'Académie de médecine, par l'adoption des conclusions suivantes de son rapporteur, M. le docteur Vallin :

« 1º Il est établi par l'observation médicale que des doses faibles, mais journalières et prolongées, d'acide salicylique ou de ses dérivés peuvent déterminer des troubles notables de la santé chez certains sujets impressionnables à ce médicament, chez les personnes âgées, chez celles qui n'ont plus l'intégrité parfaite de l'appareil rénal ou des fonctions digestives.

« 2º En conséquence l'addition de l'acide salicylique et de ses dérivés, même à doses faibles, dans les aliments solides et liquides ne saurait être autorisée. »

Si l'acide salicylique, ce médicament précieux dans le rhumatisme et la goutte, est assez bien toléré par les malades et surtout par les fébricitants, qui n'en font qu'un usage momentané, il n'en est plus de même chez les gens bien portants, surtout lorsque ceux-ci l'absorbent à doses continues.

Cet antiseptique, arrêtant toutes les fermentations, doit, en effet, troubler la digestion, en entravant les phénomènes de fermentation, qui se passent dans l'estomac. De là ce dégoût, cette perte de l'appétit, ces vertiges, ces nausées, ces sueurs, et autres accidents provoqués par l'usage des aliments et des boissons salicylés.

Nous n'insisterons pas sur le bruit qui s'est fait autour de cette question, en ce qui concerne les vins, les bières, le lait, le poisson, les viandes et la plupart des conserves alimentaires ; rappelons seulement qu'en 1880 on a consommé en France douze millions d'hectolitres de vin salicylé! Quant à la bière, elle ne cachait pas des quantités moindres de l'agent conservateur, mais les buveurs, devant la tolérance coupable de l'administration, avaient cessé de s'inquiéter. L'estomac et les reins seuls ne s'habituaient pas au poison, et la progression incessante des dyspepsies, des gastrites et de l'albuminerie le prouvait bien.

Aussi, les hygiénistes, soucieux de la santé publique, (1) finirent-ils par attirer l'attention générale sur l'empoisonnement auquel étaient condamnés leurs concitoyens.

Les bières d'Allemagne, surtout, dont l'importation croissait toujours, furent signalées aux consommateurs pour les quantités considérables du poison qu'elles contenaient.

Chacun sait que dans la fabrication de la bière, une des conditions essentielles, d'où dépend la qualité du produit, est d'arrêter à point la fermentation. C'est dans ce but que sont employés les agents antiseptiques parmi lesquels certains brasseurs ont, pour des raisons d'économie sans doute, donné la préférence à l'acide salicylique.

Mais la bière, qui doit être conservée et transportée, est susceptible d'éprouver des fermentations secondaires, et, pour les éviter, c'est encore à l'acide salicylique que ces fabricants ont recours ; l'acide salicylique n'étant pas décomposé et n'agissant que

_____

(1) Voyez Dubrisay, *la conservation des substances alimentaires par l'acide aslicylique*, (*Ann. d'Hyg*. 1881, Tome. V, p. 424). — *l'Acide salicylique et les denrées alimentaires* (*Ann. d'Hyg*, 1884. Tome XI, p. 396.)

parsa présence, le consommateur ne peut donc manquer d'absorber avec la bière le poison qu'elle contient.

Les Allemands eux-mêmes, rendons-leur cette justice, se sont émus devant les dangers que faisait courir une semblable pratique, et, comme l'a exposé un savant chimiste, M. Edouard Roy, pour qui ces questions industrielles n'ont plus de secret (1), quelques-uns ont eu recours à l'eau oxygénée pour arrêter la fermentation.

M. Miquel, qui a recherché les doses minima de 91 antiseptiques d'un litre de bouillon de bœuf neutralisé, nous donne une liste de ces produits dont nous allons reproduire quelques chiffres avec le numéro d'ordre de l'antiseptique désigné :

1° SUBSTANCES EMINEMMENT ANTISEPTIQUES

1. biiodure de mercure...................... 0,025
2. iodure d'argent........................... 0,030
3. *eau oxygénée*............................. 0,050
3. *bichlorure de mercure*................... 0,070
5. azotate d'argent.......................... 0,080

2° SUBSTANCES MOINS ANTISEPTIQUES

8. chlore.................................... 0,25
12. acide cyanhydrique...................... 0,40
15. iodoforme 0,60
18. chloroforme............................. 8,80
19. sulfate de cuivre..... 0,90
20. *acide salicylique*..................... 1,00

Ainsi, avec 0 gr. 05 d'*eau oxygénée*, on s'oppose à

(1) E. Roy, *Technologie de l'eau oxygénée. Méthode de préparation de l'eau oxygénée destinée aux applications antiseptiques.* Exposition des bières françaises au Palais de l'Industrie. Paris, 1887.

la putréfaction d'un litre de bouillon, aussi bien qu'avec un gramme d'*acide salicylique*.

Et cependant, comme le fait remarquer M. Roy, « il ne s'est trouvé en France aucun praticien assez doué de l'esprit d'observation ou assez opiniâtre dans ses études pour tirer de cette révélation le parti qu'elle comporte ». L'éminent chimiste oublie, dans sa modestie, de nous dire qu'il a étudié cette question à fond et que la méthode pratique qu'il offre aujourd'hui aux fabricants est le résultat de recherches et d'expériences qui lui font le plus grand honneur.

On emploie l'eau oxygénée à différentes époques de la fabrication de la bière :

1º Pour stériliser complètement l'eau qui doit servir à la brasserie ;

2º Dans le moût, pour réglementer la fermentation. A doses graduées et de plus en plus élevées, l'eau oxygénée empêche le développement des moisissures, puis paralyse les ferments d'acide et enfin agit à dose intensive sur le ferment alcoolique lui-même ;

3º C'est surtout à titre de conservateur de la bière fabriquée que le peroxyde d'hydrogène est d'une pratique courante en Allemagne.

Cet antiseptique ne laisse plus au bout de peu de temps aucune trace de sa présence, mais il serait téméraire de croire que son action est strictement limitée au terme de sa décomposition. Si en mettant la bière en fût, on l'additionne de la dose d'eau oxygénée nécessaire à la destruction des ferments secondaires qu'elle contient, cette bière garde son immunité tant qu'elle n'est pas remise au contact de l'air, qui seul, en apportant de nouveaux germes, peut provoquer une nouvelle fermentation.

Ici, plus d'empoisonnement à craindre. En effet, si la petite quantité de peroxyde d'hydrogène, c'est-à-dire d'eau oxygénée nécessaire à l'obtention de ces résultats ne se décomposait pas au contact des liquides à préserver de la fermentation, on sait que cette décomposition aurait lieu au contact des muqueuses, d'où un léger dégagement d'oxygène, gaz indispensable à la vie, et production d'une faible quantité d'eau qui ne saurait être nuisible à la santé.

M. Roy pense que la raison probable de l'indifférence des fabricants français devant de semblables résultats réside dans le peu de sécurité qu'offre l'eau oxygénée du commerce au point de vue de sa pureté et aussi dans le prix élevé auquel on vend le produit pur fabriqué par la méthode Thénard.

L'ACIDE PHÉNIQUE
DANS LE TRAITEMENT DE LA DIPHTÉRIE

Si les remèdes les plus variés ont été conseillés contre les maladies les plus simples, nous ne devons pas nous étonner de la multitude des moyens proposés pour guérir une affection toujours inexorable.

La mort arrivant fatalement si l'on ne parvient à arrêter la marche envahissante des fausses membranes qui tapissent la gorge, c'est aux gargarismes, aux insufflations, aux cautérisations de toute espèce

que les médecins ont eu recours pour atteindre le
but désiré. Ici, comme dans toutes les maladies infectieuses, et même avant que la nouvelle école n'eût
parlé au nom des microbes, les antiseptiques paru-
rent devoir être surtout employés contre cette affection ; de là, l'usage de l'iode, de l'acide salycilique,
de l'acide phénique, etc.

Pourquoi les résultats obtenus ne furent-ils pas
ceux qu'on était en droit d'attendre d'une méthode
aussi rationnelle? Probablement le remède était appliqué d'une manière insuffisante.

Comme l'a indiqué notre confrère et ami, le
docteur Gaucher, il ne faut pas, lorsqu'on emploie
l'acide phénique, se contenter de toucher les
fausses membranes avec une solution faible, il faut
d'abord faire l'ablation des produits morbides et
cautériser directement la muqueuse sous-jacente
avec une solution assez concentrée. M. Gaucher
emploie une solution de 5 à 10 grammes, suivant
les cas, d'acide phénique cristallisé dans 10 grammes
d'alcool à 36° ; il ajoute à cette solution 0 gr. 70 c.
d'acide tartrique, 20 à 25 gr. de camphre et un
volume d'huile d'olive égal au mélange obtenu.
Après avoir fortement râclé la gorge avec un pin-
ceau taillé en brosse, de façon à enlever les fausses
membranes, on badigeonne vigoureusement la
muqueuse avec la solution phéniquée. Dix sept fois
le docteur Gaucher a vu réussir ce traitement
auquel le docteur Dubousquet-Laborderie doit
81 guérisons. Nous avons nous-même, en janvier et
février 1889, réussi dans 8 cas sur 10 que nous avons
traités de cette manière. Des deux autres cas, l'un

coïncidait avec une rougeole intense, l'autre avait présenté une marche vraiment foudroyante.

Il importe de découvrir assez tôt la présence des fausses membranes dans la gorge avant qu'elles n'aient atteint le larynx. On comprend qu'une fois que les fausses membranes ont envahi le larynx, les cautérisations phéniquées doivent faire place à un autre traitement.

La diphtérie débutant le plus souvent par une angine couenneuse, c'est aux parents qu'il appartient de surveiller assidûment la gorge de leurs enfants afin de surprendre le mal à son début et de prévenir le médecin en temps opportun. Le traitement ne peut en effet être appliqué que par le médecin, et la principale condition de succès est la fréquence des visites médicales, qui se répéteront jusqu'à deux ou trois fois par jour.

La mort est rare chez les adultes et chez les enfants au-dessus de cinq ans soumis à cette médication.

L'efficacité moindre du traitement chez les jeunes enfants tient à ce que chez eux l'extension des fausses membranes du larynx est plus rapide ou du moins provoque plus rapidement des accidents de suffocation qui nécessitent la trachéotomie.

Contrairement aux appréhensions de quelques médecins, ces cautérisations ne provoquent ni réaction inflammatoire, ni gêne de la déglutition, et j'ai, avec surprise, constaté chez mes petits malades qu'elles ne donnaient lieu pour ainsi dire à aucune douleur.

Quant à l'intoxication phéniquée, dont quelques adversaires de la méthode se faisaient une arme, nous ne nous en plaignons pas plus que ne s'en sont plaint MM. Gaucher et Dubousquet.

En signalant les heureux effets des cautérisations antiseptiques dans l'angine couenneuse, nous n'avons pas la prétention d'offrir à nos lecteurs une panacée.

Hélas ! il est encore des cas où l'infection de l'organisme est si rapide qu'ils échappent à toute médication. Mais n'est-ce pas une consolation pour les parents et un encouragement pour les médecins que cette première victoire sur une maladie qui frappait naguère impitoyablement presque tous ceux qui en étaient atteints ?

On ne nous en voudra pas si nous paraissons trop insister sur ce fléau destructeur et si nous cherchons les moyens de nous en préserver.

LES ÉTUVES A DÉSINFECTION CONTRE LA DIPHTÉRIE

La diphtérie étant essentiellement contagieuse et se propageant par des linges souillés, la première indication est donc d'isoler complètement les malades et d'exiger des gardes ou parents qui leur donnent des soins de ne communiquer avec personne sans avoir pris auparavant toutes les précautions nécessaires pour ne pas transporter le contage. Quant à la literie et aux vêtements dont les diphtériques ont pu faire usage pendant la maladie, ils doivent être soigneusement désinfectés ; c'est le seul moyen de mettre un terme à ces épidémies qui viennent chaque année semer le deuil dans les familles et enrichir de nouveaux faits la bien sombre histoire de la diphtérie. S'il nous fallait une preuve irrécusable de ce que nous avançons, nous n'aurions qu'à examiner ce qui se passe à l'*Hospice des enfants assistés.*

M. Maurice Springer, interne dans cet établissement, a publié (1) une statistique des plus rassurantes. Pendant les six premiers mois de l'année dernière, 78 cas de diphtérie se sont déclarés à l'hospice; pendant les six derniers mois il y en a eu 13 seulement.

Que s'est-il donc passé ? Qu'a-t-on fait pour lutter contre elle? Une chose bien simple en apparence; on a établi une étuve.

M. le docteur Sevestre, écrit M. Springer, avait acquis la conviction que la diphtérie se propageait dans l'hospice par le linge. Et, en effet, on voyait éclater des foyers de diphtérie dans des points très limités, distants les uns des autres, et n'ayant aucune communication entre eux.

Impossible de trouver la porte d'entrée de la maladie. Fort des nombreux exemples où la diphtérie s'était transmise par des objets et en particulier par les vêtements et le linge, M. Sevestre réclama, avec insistance auprès de l'administration, l'établissement d'une étuve dont la température pourrait être portée à 120°, réalisant ainsi la désinfection la plus complète que nous connaissions.

L'étuve une fois obtenue, un fonctionnement fut organisé non sans quelque peine. Un principe rigoureux fut établi : c'est que tous les objets qui avaient paru dans les salles des malades seraient soumis à la désinfection. De plus, ordre est donné de passer à

____

(1) M. Springer, *Bulletin Médical.*

l'étuve les vêtements de tous les enfants qui arrivent à l'hospice, de faire prendre un bain à tous les nouveaux venus.

Ajoutons que le personnel qui est chargé de l'étuve n'a aucun contact avec les infirmiers qui retirent les objets désinfectés, et nous comprendrons pourquoi, à partir du jour où l'étuve fonctionna, la diphtérie disparut subitement de l'hospice.

Que cet exemple soit suivi par tous les hôpitaux, et que chaque quartier de la capitale comme les villes de province soient pourvus de cet appareil (1).

Ce qui nous a frappé dans le récit de M. Springer, c'est que M. Sevestre a dû insister auprès de l'administration pour obtenir une étuve.

Pour établir des étuves, il faut de l'argent, nous dira-t-on, et l'argent fait défaut. Mais nous n'admettons pas les économies, lorsqu'il s'agit d'arracher chaque année des milliers de personnes à la mort.

Depuis longtemps, les hygiénistes réclament la création d'étuves publiques, et, devant les résultats obtenus à l'hospice des Enfants-Assistés, l'administration ne saurait se soustraire à une dépense qui s'impose et qui paraîtra bien minime à celui qui voudra la comparer aux lourdes sommes dépensées sans profit pour les malades.

L'OPIUM

Soulager, sinon guérir, tel est le but de la méde-

<hr>

(1) Voyez Du Mesnil, *la désinfection par la vapeur sous pression et les étuves locomobiles* (*Ann. d'hyg.*, 1888, Tome XIX, p. 481).

cine, et, parmi les auxiliaires auxquels elle a recours pour adoucir les maux, il n'en est certainement
aucun qui soit plus souvent mis à contribution que
l'opium. « Ce remède, écrivait Sydenham, est si nécessaire à la médecine qu'elle ne saurait absolument
s'en passer ». Qu'il s'agisse en effet de faire cesser
une douleur, de ramener le calme dans un organisme troublé, c'est à l'opium, d'abord, que s'adresse
le médecin.

Suc épaissi tiré des capsules du pavot blanc ou pavot somnifère cultivé dans les pays chauds, ce produit est rarement employé aujourd'hui à l'état brut ;
on donne la préférence à ses préparations, parmi
lesquelles *l'extrait d'opium* et le *laudanum* occupent
le premier rang.

Mélange complexe, l'opium, comme les deux médicaments que nous citons, ne contient pas moins
de dix-sept poisons qui concourent diversement à
lui donner ses propriétés ; les deux plus importants
sont la *morphine* et la *codéine*. Nous avons dit, (1) en
traitant de la morphinomanie, comment, grâce à la
tolérance qui s'établit peu à peu, certains individus
arrivaient à absorber des doses considérables et ne
succombaient à cet empoisonnement chronique qu'a-
près avoir vu s'éteindre graduellement toutes leurs
facultés. Ce qui est vrai pour la morphine est vrai
aussi pour l'opium et ses préparations.

Nos morphiniques ne sont en effet qu'un dérivé des
thériakis de l'Orient et des fumeurs d'opium de la
Chine, qui demandent à la précieuse drogue, non pas

____

(1) Voy. p. 7.

toujours le sommeil, comme on serait porté à le croire, mais le plus souvent, l'excitation physique et intellectuelle.

- Barvillier raconte qu'un pilote du Bosphore qui était *thèriaki*, se voyait obligé d'avaler quelques pilules chaque fois qu'il avait à supporter une grande fatigue ; il devenait alors d'une adresse admirable, tandis que s'il était privé de son excitant ordinaire, il commettait mille bévues et devenait des plus dangereux. Malheureusement, cette excitation n'a qu'un temps, et comme il faut, pour l'entretenir, augmenter sans cesse les doses, la période d'abrutissement qui précède la mort ne tarde pas à être atteinte.

Le mangeur d'opium s'est peu à peu habitué au poison, et si celui-ci accomplit sûrement son œuvre de destruction, la tolérance qui s'est établie permet néanmoins à l'organisme d'en supporter des doses considérables, puisque Trousseau (1) citait le fait d'un malade qui, pour calmer ses douleurs, en était arrivé progressivement à boire 200 à 250 grammes par jour de *laudanum de Rousseau*. Poussé par le désespoir, il prit, en une seule fois, 750 grammes de ce laudanum, représentant 75 grammes d'extrait d'opium, et n'obtint de cette dose effrayante que trois heures de sommeil.

Mais lorsque l'opium est ingéré par un individu chez lequel l'assuétude n'existe pas, il n'en est plus ainsi, et il suffit d'une dose relativement faible pour entraîner la mort.

---

(1) Trousseau, *Clinique médicale de l'Hôtel-Dieu*, 7° Edition. Paris, 1885.

A doses toxiques, les effets de l'opium se manifestent au début par des vertiges, des bourdonnements d'oreilles, de la rougeur de la face, de la constriction des pupilles ; bientôt le malade perd connaissance. Inerte, insensible aux excitations, il ne respire qu'avec peine ; une pâleur mortelle de la face succède à la rougeur, et l'asphyxie produit la mort.

D'autres fois le malade tombe dans une sorte de collapsus, se refroidit rapidement, et est enlevé au milieu de sueurs profuses qui le glacent encore.

Dans les cas plus heureux, le coma se dissipe graduellement et l'individu reprend connaissance après un sommeil qui dure souvent plus de vingt-quatre heures.

Les vomissements qui sont un des symptômes les plus fréquents de l'empoisonnement, ont parfois, lorsqu'ils se produisent au début, un effet salutaire en rejetant au dehors une partie du poison non encore absorbé par l'estomac.

Si le poison a été pris par la bouche, la première indication qui se présente est donc de provoquer les vomissements chez le malade au moyen d'un vomitif et d'enlever le poison soit par la *pompe stomacale*, soit par un lavage de l'estomac.

Si le poison a été pris par la voie rectale, il faudra administrer des lavements.

Mais s'il s'agit d'injections hypodermiques, il est inutile de perdre un temps précieux ; cette partie du traitement doit être laissée de côté.

Le malade sera tenu assis la tête haute ; on le frappera avec une serviette mouillée, et on le stimulera de toutes les manières, et en lui parlant, et en lui faisant respirer de l'ammoniaque. S'il peut avaler, on lui fera boire de fortes doses de café noir, et dans le cas contraire, on lui administrera cette infusion chaude en lavement.

Pendant ce temps le médecin sera mandé, et, selon les circonstances, il aura recours aux courants électriques, aux injections de sulfate d'atrophine, aux inhalations de nitrite d'amyle, et pratiquera, s'il y a lieu, la respiration artificielle.

L'opium est donc en même temps un médicament des plus utiles et des plus dangereux, et Sydenham qui faisait, il y a un siècle, l'éloge de ce remède dont le Dieu tout-puissant a fait présent à l'homme, avait raison de réclamer pour le médecin seul le droit de le manier. S'il en était ainsi, combien de crimes, combien de suicides, combien d'homicides par imprudence nous n'aurions pas à déplorer !

LA COCAÏNE

On fait grand bruit aujourd'hui autour de la cocaïne, un des plus puissants anesthésiques que la science médicale ait à sa disposition.

La coca, d'où dérive la cocaïne, est une plante de la famille des linacées qui se cultive avec succès au Pérou et surtout dans l'Amérique du Sud où se trouvent les plus vastes et les plus actives exploitations. On a bien essayé de l'importer en France, mais elle ne peut guère pousser qu'en serre et encore y atteint-elle à peine un mètre de hauteur, alors, que dans son pays de prédilection, elle s'élève jusqu'à plus de trois mètres. La feuille de la coca, comme couleur et comme forme, a quelque ressemblance avec celle de l'Eucalyptus, que les Parisiens connaissent pour l'avoir vu dans nos jardins publics où, depuis quelque temps, on en fait une grande consommation. C'est seulement cette feuille, très verte en dessus et très pâle en dessous, qui est utilisée. Le parfum en est pénétrant et non désagréable, et elle renferme dans son tissu, à la fois de la résine aromatique, de la cocaïne, surtout quand elles sont fraîches, de la cocamine, de l'hygrine et des ammoniaques composées.

En réalité, le véritable principe actif de la coca est la *cocaïne*. C'est elle que recherchent principalement les Péruviens quand ils mâchent les feuilles bienfaisantes dont M. le Dr Beugnier-Corbeau a dit avec tant d'enthousiasme :

« Plante sacrée des Incas, elle était une promesse de vie pour le moribond qui pouvait en boire la sève; un viatique incomparable pour le voyageur dont elle trompait la faim; un cordial pour relever les forces, réchauffer les sens engourdis par le froid des neiges ou des glaces ; une source d'oubli pour l'homme abreuvé de chagrin et une source de plaisir pour les caresses de l'amour. »

Lorsque le fameux jeûneur Succi fit chez nous l'expérience de son jeûne, qui fut peu à près dépassée par celle de M. Merlatti, on se souvient qu'il absorbait de temps en temps quelques gouttes d'une liqueur dont il était autorisé à faire usage. Sans nul doute la cocaïne entrait pour une grande partie dans la composition de cette prestigieuse boisson.

Il serait trop long d'expliquer les procédés de macération, trituration, etc., dont on se sert pour extraire de la feuille de la coca le produit qui nous occupe. Toujours est-il que la médecine n'a pas tardé, étant donné ses vertus *sédatives*, à lui trouver des emplois ou des explications variés.

Comme toujours les premières victimes de ces expériences scientifiques furent les animaux les plus inoffensifs de la création, nous voulons parler des grenouilles, des cobayes et des lapins. On constata que ces animaux en éprouvaient les effets les plus imprévus; seulement l'analgésie produite était trop fréquemment compliquée de convulsions épileptoïdes. Il importait d'abord de se rendre bien compte de la puissance de la cocaïne, quitte à la modifier selon les besoins de la médecine. Le premier point était acquis et même au-delà de l'attente générale.

Parmi les premiers expérimentateurs qui, en France, étudièrent avec sagacité et curiosité les effets de la cocaïne, citons en première ligne MM. Panas, Vulpian, Dujardin-Beaumetz et Terrier.

Quant au praticien qui tenta le premier de l'appliquer dans la thérapeutique des maladies qui affectent l'humanité, nous inclinons à croire que ce fut M. Barker (de Brooklyn).

De nos jours, les médecins-dentistes emploient avec succès la cocaïne, mais encore faut-il qu'elle soit judicieusement et prudemment appliquée. Comme anesthésique local (le *rara avis* que l'on a si longtemps rêvé et qui est devenu une réalité) c'est certainement le roi des anesthésiques.

Les phénomènes produits sur les gencives se répè-

tent partout où la cocaïne est administrée : à l'injection, ou plutôt une ou deux minutes après l'injection,
le patient éprouve « une sensation de gêne, d'engour-
dissement, de gonflement, d'empâtement, que le
malade exagère du reste, sensation qui envahit les
régions voisines; en dehors, la lèvre, les joues, quelquefois la base du nez, et même la région temporа-
le; en dedans la langue et la muqueuse buccale surtout du côté de l'injection; au fond de la bouche, les
piliers du voile du palais causent parfois un sentiment de strangulation assez pénible... »

Nous ne faisons aujourd'hui que constater ce qui
existe, certain toutefois que le dernier mot sur la
cocaïne n'est pas encore dit.

L'EXALGINE

O Exalgine, que me veux-tu ? Que nous sommes
loin, n'est-ce pas, du salicylate de soude qui révolu-
tionna jadis le monde médical ! Puis voici venir l'a-
brutissante morphine suivie de cette tant précieuse
analgésine, puis de la cocaïne, tout le cortège sinistre des stupéfiants qu'on maudit tour à tour ou que
l'on bénit, suivant qu'ils soulagent pour un moment
l'humanité souffrante ou que leur usage continu
amène une habitude funeste et mortelle.

L'exalgine possède scientifiquement un autre nom
que nous devons cependant porter à la connaissance de nos lecteurs pour faire preuve d'exactitude.
C'est de la probité où nous ne nous y connaissons pas.

Donc, l'exalgine, avant d'être l'exalgine tout court s'est primitivement, lors de sa découverte, appelée la *Méthylacétanilide*; mais on a trouvé le mot par trop solennel et on l'a simplifié. On a bien fait.

L'exalgine est due aux patientes et érudites recherches de MM. Brigounot et Naville qui la fabriquent spécialement.

L'honorable et éminent Dr Desnos s'est servi maintes fois de leurs produits et n'a eu qu'à s'en applaudir. MM. Dujardin-Beaumetz, Bardet et Gaudineau pour la France, puis MM. Fraser à Edimbourg, et Ferreira à Rio-de-Janeiro, se sont occupés de ce nouvel analgésiant et lui ont reconnu des qualités propres à le faire accepter aveuglément dans la thérapeutique moderne.

L'organisme s'en accommode avec une merveilleuse facilité, mais il faut bien se donner de garde de l'absorber avec des préparations trop alcoolisées. Il n'en est pas moins vrai qu'il est difficile, après l'ingestion, d'échapper à des vertiges, ces mêmes vertiges que donne aussi la cocaïne imprudemment appliquée ; à des nausées pénibles qui se résolvent parfois en vomissements douloureux, et sont ensuite accompagnées de frissons et de sueurs abondantes.

Comme on voit, le tableau n'a rien de bien séduisant, mais ce n'est pas une raison pour en vouloir à l'exalgine. Il ne s'agit que de savoir la doser selon le tempérament des personnes qui l'emploient.

M. le Dr Desnos, dont nous suivons pas à pas les observations très spécieuses, nous dit qu'il a usé de l'exalgine avec succès dans les névralgies, principalement dans les névralgies faciales, provenant d'un

refroidissement ou d'un état rhumatismal. Même succès pour les névralgies syphilitiques, si communes.
La migraine, attaquée par l'exalgine, s'est jusqu'ici
montrée rebelle et n'a pas désarmé. Continuant ses
expériences dont il accuse d'ailleurs le résultat avec
une franchise et une bonne foi absolues, M. Desnos
a employé son médicament contre les névralgies in-
tercostales, la plupart du temps avec succès, selon
les conditions physiologiques dans lesquelles se trouvait le malade. Comme pour la migraine, l'exalgine
s'est trouvée sans vertu dans certains cas de sciatique.

On sait qu'à époques périodiques (c'est une fatalité de leur nature), les jeunes filles sont sujettes à
de multiples affections qui, physiquement et mora-
lement, les harcèlent au point de compromettre à tout
jamais leur santé et leur raison. Dans les crises spéciales auxquelles elles sont en proie, l'application
de l'exalgine a été tentée avec fruit. Voilà donc toute
prouvée l'utilité de ce nouveau produit.

Il est évident qu'on n'en connaît pas encore toutes
les propriétés et nous estimons que l'avenir nous dé-
voilera bien d'autre mystères, mais pour le moment
nous lui savons gré d'être d'un emploi facile et d'effet
positif.

On comprendra que pour le dosage nous ne voulions pas entrer dans des détails trop techniques. Le
médecin sera le seul juge, quand le malade l'aura
appelé auprès de lui.

L'ANTIPYRINE

L'antipyrine, découverte par Knorr en 1884, est

un corps qui porte scientifiquement le nom barbare de *Diméthyloxyquinizine*, et n'est, en somme, chimiquement parlant, qu'un dérivé de l'aniline. Peut-être le nom de baptême de ce produit n'a-t-il pas été étranger à la vogue exagérée qu'il vient d'avoir dans ses applications thérapeutiques.

Nous avions déjà, comme antipyrétique, *l'acétanilide*, produit exclusivement français que personne ne défend ni ne préconise parce qu'il est la propriété de tout le monde et qu'aucun industriel ne peut le vendre cher ou le spécialiser.

Les Allemands, toujours à la recherche de la petite bête, dans le but de ne pas rester en retard avec nous, et pour prendre *marque*, nous ont jeté dans les jambes un spécifique dont ils ignoraient eux-mêmes la valeur et qu'il appartenait à nos savants de mettre en relief. C'est ainsi que l'antipyrine, il y a quatre ans, nous était vendue comme apyrétique, autrement dit, comme un produit jouissant de la propriété d'abaisser la température dans les maladies fébriles. Mais on n'avait pas tardé à reconnaître que ce nouveau médicament, administré comme un succédané du sulfate de quinine, ne pouvait lutter contre ce dernier, et que son absorption n'était pas toujours exempte de dangers ; aussi l'avait-on oublié, lorsqu'un jour M. le professeur Germain Sée, à la tribune de l'Académie de médecine, vint révéler les nouvelles qualités qu'il avait reconnues au produit germanique.

L'antipyrine n'avait pas seulement la propriété d'abaisser la température, elle possédait encore le pouvoir remarquable de combattre l'élément douleur, et s'adressait, par dessus tout, à la série des maladies nerveuses : cephalées, migraines, névralgies faciales ; aux rhumatismes dont les exaspérations vespérales sont, à un si haut degré, intolérables. C'était là, assurément, plus qu'il n'en fallait pour ressusciter l'engouement du public qui n'accepte, en général, comme véritable traitement, que celui qui a le privilège à supprimer la douleur. A un autre point de vue, c'était une revendication de la science française protestant par des faits patents contre l'accusation de stérilité dont l'accusaient, à tout propos, les médecins d'Outre-Rhin. Ils avaient découvert le produit, nous avions su l'appliquer et nous leur apprenions à s'en servir.

Où l'éminent professeur de la Faculté de Paris s'est peut-être laissé emporter trop loin par son zèle scientifique et investigateur, c'est quand il a donné l'antipyrine comme un spécifique à toutes les maladies citées plus haut et quand il crut pouvoir en conseiller l'administration à des doses exagérées.

Néanmoins, le grand retentissement donné à la communication faite, le 18 avril 1887, par M. G. Sée à l'Académie des sciences, suffit à faire regarder l'antipyrine comme la panacée universelle. La clinique de l'Hôtel-Dieu voyait des rhumatisants, des goutteux, débarrassés de leurs accès douloureux dans une période de deux à quatre jours ; c'étaient surtout les troubles nerveux de la sensibilité que l'antipyrine modifiait avec son maximum d'action ; les névralgies faciales, les migraines, anciennes et répétées, les sciatiques cédaient comme par enchantement. Il n'y avait pas jusqu'aux diabétiques qui ne vissent se modifier leur état, sous l'heureuse influence de la drogue teutonne que l'on préconisait dans toutes les maladies comme on avait naguère préconisé le salicylate de soude, d'heureuse mémoire.

Cet engouement pour un médicament qu'une seule maison pouvait livrer sous le nom spécial d'*antipyrine* fit surgir les justes réclamations du corps pharmaceutique français, et l'éminent académicien, M. le docteur Dujardin-Beaumetz, avec son autorité scientifique et son cœur de patriote, signala la réclame de mauvais aloi qu'on faisait à un produit étranger au détriment de notre industrie, et insista, avec raison, sur les inconvénients sérieux qui résultent de la vogue des médicaments brevetés. Des modifications importantes devraient en effet, être apportées à la législation qui régit les produits pharmaceutiques. L'article 3 de la loi des brevets d'invention dit bien : « Ne sont pas susceptibles d'être brevetées : 1º les compositions pharmaceutiques ou remèdes de toute espèce, etc., » et cette manière de voir est en tout point confirmée dans une consultation juridique concernant précisément l'antipyrine et parue sous la signature autorisée de M. Bozérian (1). Mais il n'en est pas moins vrai que la publicité donnée à la tribune de l'Académie de médecine, puis de l'Académie des sciences, au mot *antipyrine*, consacre un nom et défie la lutte que pourrait tenter un fabricant français en cherchant à vendre le même produit sous un autre nom.

____

(1) Bozérian, *Moniteur scientifique.*

Nous sommes absolument d'avis que le seul but poursuivi par le médecin, en face du malade, est de le soulager toujours, sinon de le guérir, mais nous ne voyons pas pourquoi les médecins français enrichiraient les fabricants étrangers en prescrivant leur *marque,* et ne comprenons pourquoi nos académiciens lancent sous une *étiquette spéciale* un produit dont le vrai nom scientifique existe, si baroque qu'il soit. Présenté sous son véritable nom de *Diméthyloxyquinizine,* le nouveau médicament laissait le champ libre à nos industriels et ne rendait pas dès le début la concurrence impossible, bien que la préparation de l'antipyrine ne soit nullement au-dessus des ressources de nos laboratoires.

Nous savons que les malades acceptent la guérison d'où qu'elle vienne, et que le public s'intéresse peu, en général, à ces questions de boutique ; aussi n'insisterons-nous pas davantage, et nous contenterons-nous de prémunir nos lecteurs contre les dangers qu'ils peuvent courir, à l'occasion, en absorbant un médicament de *marque authentique,* mais de fabrication douteuse, par conséquent d'efficacité hypothétique.

Les accidents qui avaient suivi le « lancement », dans le public, du salicylate de soude, ne pouvaient faire moins que de reparaître après le « lancement » de l'antipyrine, car l'éminent professeur G. Sée avait calculé sans les contre-indications du nouveau produit. C'est ainsi qu'à peine au lendemain de la communication à l'Académie, arrivaient de tous côtés des observations d'accidents ayant suivi l'ingestion de l'antipyrine ; ici, des troubles gastriques, là, des éruptions érythémateuses; enfin M. Dujardin-Beaumetz, à l'Académie de médecine, M. Oscar Jennings, à la Société de biologie, venaient éclairer d'un nouveau jour l'histoire médicale de l'antipyrine et prouvaient une fois de plus que si les Allemands savent trouver, nous savons approfondir.

M. Germain Sée lui-même fut obligé de reconnaître à la tribune de l'Académie, qu'à un moment donné, à ce moment où la vente de ce produit avait été très considérable, l'unique fabrique Knorr devenant insuffisante, le médicament a pu être *trop vite et mal préparé*.

Ainsi les Allemands, couverts par une *étiquette* à laquelle l'Académie a fait une réclame *gratuite*, nous empoisonnaient légalement.

Cela ne suffit-il pas à prouver que, si en France nul n'a le droit de prendre brevet pour une composition pharmaceutique quelconque, à plus forte raison nous ne devons pas rester tributaires de l'étranger qui tourne la difficulté en faisant breveter une *étiquette*.

LA SACCHARINE

La saccharine, dont les propriétés édulcorantes intéressent à un si haut degré tous les hygiénistes, fut découverte en 1879 par le chimiste Fahlberg, de New-York, mais ce n'est qu'en 1885 que le savant étranger fit connaître par quels procédés on pouvait l'obtenir en traitant le toluène, dérivé du goudron de houille.

D'un aspect blanc, pulvérulent, inodore, possédant une saveur sucrée égale à 280 fois celle du sucre de canne, ce nouveau produit jouit du pouvoir remarquable de traverser l'organisme sans y être retenu et d'être, peu de temps après son absorption, éliminé en totalité par les urines. Cette dernière propriété surtout, indiquant sa parfaite innocuité, contribua pour beaucoup à faire prendre en considération la nouvelle découverte.

La saccharine venait à point pour rendre un peu de gaîté aux diabétiques condamnés depuis si longtemps à se priver des douces sensations que produisent chez certaines personnes les mets et les liqueurs sucrés. On calculait déjà les grands bénéfices que devaient bientôt encaisser les confiseurs et tous les fabricants de substances alimentaires où le sucre joue un rôle important ; quelques-uns voyaient notre industrie sucrière péricliter, et s'élevaient contre l'adoption d'un produit qui favoriserait les fraudes alimentaires.

Mais l'expérience ne tarda à prouver que l'innocuité du sucre de houille tel que le livre le commerce n'est qu'illusoire, et des accidents, signalés de divers côtés chez des personnes en ayant fait usage, ralentirent le zèle des expérimentateurs et semèrent l'hésitation chez les médecins qui lui avaient d'abord fait le meilleur accueil. C'est ainsi que M. le docteur Jules Worms faisait connaître à l'Académie de médecine les résultats peu encourageants des expériences qu'il avait entreprises avec la saccharine. Sur quatre diabétiques auxquels il avait administré la saccharine sous ses diverses formes, un seul, qui en prenait depuis deux mois, n'en avait encore éprouvé aucun inconvénient ; les trois autres avaient dû y renoncer au bout de quinze jours, en raison de ce que leur appétit diminuait en même temps que survenaient des troubles digestifs.

En présence de résultats aussi fâcheux il n'était pas prudent d'exposer d'autres individus à un malaise possible (1). Cela eût été d'autant plus dangereux qu'une des conditions essentielles du traitement des diabétiques est de maintenir intacte leur nutrition. L'emploi de la saccharine, s'il a des conséquences fâcheuses pour la santé publique, mérite d'autant plus l'attention des hygiénistes que son prix de revient, vu son pouvoir édulcorant, est moitié moindre que celui du sucre.

D'après M. Dujardin-Beaumetz, les accidents signalés tiendraient peut-être au degré de pureté de ce produit, à son action antifermentescible susceptible d'arrêter le pouvoir digestif du suc gastrique et du suc pancréatique, enfin à l'état de perméabilité ou d'imperméabilité des reins.

Pour M. Constantin Paul, la saccharine étant rendue par les urines telle qu'elle est indroduite dans l'économie sans avoir subi aucune altération, elle est sans inconvénient. Il n'y aurait donc pas lieu d'abandonner à la légère un produit pouvant rendre des services, surtout aux diabétiques, en permettant d'édulcorer leurs boissons.

C'est ce qu'a démontré M. Garnier, pharmacien-

(1) Voyez Brouardel, *La Saccharine, son usage dans l'alimentation publique, son influence sur la santé*, (*Ann. d'Hyg.* 1883, Tome XX. Voyez aussi *Ann. d'Hyg.*, 1888, Tome XX, pp. 60 et 95.

chimiste, dans la communication qu'il a faite à la
Société française d'hygiène.

Pour M. Garnier comme pour M. Dujardin-Beaumetz, les accidents dont on a parlé sont dus à l'impu-
reté de la saccharine du commerce, et l'éminent chimiste prétend avec raison qu'il était indispensable,
avant de se prononcer sur l'action de la saccharine,
d'obtenir celle-ci à l'état de pureté parfaite, c'est-à-
dire cristallisée. C'est sous cette nouvelle forme qu'il
présente le sucre de houille. Ainsi cristallisé, on le
dissout facilement dans la glycérine, avec laquelle
on peut préparer une solution titrée dont on se ser-
vira comme d'un sirop de sucre pour édulcorer les
boissons, le café, le thé, les liqueurs, telles que char-
treuse, prunelle, cassis, kummel, etc., dont le goût
agréable n'a plus rien alors qui révèle l'origine du
principe sucrant. Des personnes en bonne santé, des
vieillards, des diabétiques ont pu impunément faire
usage de ces préparations et confirmer les propriétés inoffensives de la saccharine cristallisée.

M. Garnier reconnaît néanmoins que si la saccharine peut remplacer le sucre dans une foule de cas, il
ne peut lui être substitué partout. En effet, son mélange avec la poudre de cacao dans la proportion de
cinq à dix grammes par kilo, quantité qui correspond à un et deux kilos de sucre, donne un cho-
colat encore agréable, mais différant essentiellement de celui obtenu par le mélange de cacao avec les
sucres de canne. Incorporé au suc de groseilles, le
même produit laisse au sirop toute l'acidité du suc.
Il en est de même dans beaucoup d'autres cas,
et la crainte qu'ont émises certaines personnes

de voir disparaître l'industrie sucrière doit être écartée.

Dans la nutrition, la saccharine ne saurait d'ailleurs remplacer le sucre ordinaire qui fournit à l'organisme des éléments concourant à l'entretien de la vie.

La saccharine n'est pas un aliment, elle ne se décompose pas, et si elle est absorbée, puis entraînée dans le torrent circulatoire, c'est, nous le répétons, pour être rejetée aussitôt par les reins ; elle ne cède aucun de ses éléments à l'organisme et ne concourt à la nutrition que par sa présence en rendant agréables au goût les aliments et en procurant aux personnes qui en font usage l'illusion du sucre.

LA MUSIQUE ET LES NERFS

La musique a une action incontestable sur certains caractères ou plutôt sur quelques-uns de ces tempéraments nerveux dont le nombre, à l'époque où nous vivons, s'accroît tous les jours avec une alarmante rapidité.

On se souvient de l'ancienne histoire de ce pauvre Saül qui, en proie à une hypocondrie typique, faisait venir auprès de lui, à ses heures noires, un harpiste qui, paraît-il, ne manquait pas de distinction, le jeune David, le même qui, d'une pierre de sa fronde, abattit le géant Goliath.

Si la musique séduisait à ce point Saül, elle ne laissa pas non plus sans séduction les rochers et les plantes, les ours et les lions, qui suivaient doucement Orphée, et les pierres les plus récalcitrantes avec lesquelles Amphion bâtissait des villes.

Au moyen d'une flûte peu harmonieuse, mais aux sons monotones, les jongleurs de l'Inde charment les serpents réputés les plus venimeux (1).

A la Salpêtrière, dans les fêtes annuelles et essentiellement topiques que l'on y donne, les aliénés, quand ils écoutent un morceau sentimental tiré d'un violoncelle ou simplement émané d'un piano, tombent en syncope, versent des larmes abondantes et finissent par s'embrasser avec effusion.

Que de fois le piano, cet instrument tant décrié, qui a fait dire, dans un accès de mauvaise humeur, à Théophile Gautier que « la musique était le bruit organisé », a servi de confident à des jeunes filles qui, ignorantes encore ou vierges des atteintes de l'amour, aspiraient confusément à être aimées..... par leur professeur de piano !

La passion de la musique est une passion à redouter. Si nous voulions nous en donner la peine, combien ne compterions-nous pas de ces pauvres martyrs de la mélodie qui sont morts à Bicêtre ou à Charenton, le cerveau détraqué, épileptiques ou monomanes furieux, fous de l'art qui les a conduits dans des établissements de fous.

L'influence que la musique exerce sur les nerfs est donc considérable. Il faut en régler l'usage, surtout chez les malades et les maniaques dont le sys-

(1) Voyez Brehm, *Les Merveilles de la nature, les Reptiles*, Paris, 1886.

tème nerveux est déjà assez ébranlé sans qu'on aide encore à sa complète exacerbation.

« Ce qui prouve, dit notre ami et confrère le Dr Monin, que l'action de la musique est bien dûment une action physique, c'est que presque tous les représentants de l'échelle animale sont sensibles à ses accents. Chacun connaît l'histoire de l'araignée de Grétry, qui descendait sur le clavecin du compositeur, dès que ce dernier y posait les doigs. » (1)

De nos jours, les chiens se contentent d'aboyer, mais leur opinion musicale est très discutable et nous ne l'admettons pas sans réserve.

LES FLEURS MÉDICINALES

Fut-il jamais un temps où l'on se contenta de jouir par les yeux des radieuses variétés de fleurs qui s'étendent sur nos campagnes comme des tapis bariolés et enchanteurs ? Fut-il jamais un temps où sans briser leurs tiges, on se contenta d'aspirer dans les brises errantes les délicieuses senteurs qui s'échappaient de ces millions de corolles ou plutôt de cassollettes toujours en élaboration de parfums ?

Non, il faut le dire, de toute éternité, plantes et fleurs furent fauchées par l'homme sans pitié, soit qu'il en ait voulu parer le corsage de sa fiancée ou simplement sa boutonnière, soit que par bottes il les ait traînées jusque dans sa demeure, pour en

[(1) Voy. Foveau de Courmelles, *Les facultés mentales des animaux.* Paris, 1890,

composer des philtres et en distiller les vertus médicinales.

Ces fleurs et ces plantes, ces herbes, si l'on veut, prennent alors le nom de *simples*.

Les enfants ont tous lu dans les anciennes histoires que des *guérisseurs* infaillibles parcouraient les campagnes. soignant avec le même succès les animaux et les gens, tout simplement avec les herbes qui foisonnaient dans les plaines, dans certains coins de campagne et au revers des fossés. De ces hommes que la plus haute antiquité a connus et dont elle a, non sans raison, sollicité les soins, de ces hommes, dis-je, la race n'est pas perdue.

Les sorciers, dans les Indes, en Afrique, dans les peuplades les plus éloignées de notre civilisation, ne sont sorciers que parce qu'ils connaissent les propriétés de certaines plantes auxquelles certaines affections ne peuvent résister. Ils y ajoutent seulement des grimaces de possédés qui n'interviennent là que pour la décoration.

Chez nous, les *simples* sont tombées dans le domaine public, et vous les trouverez chez tous les pharmaciens et chez tous les herboristes (1) ; nous n'énumérerons ici que celles dont l'usage est le plus répandu :

L'*Arnica*, connu sous le nom de *Bétoine*, une plante que vous rencontrez dans tous les sentiers et que connaissent bien les paysans. De la brisure sort un suc jaune très caustique, dont les *malins* de tous les pays se servent pour faire passer les enge-

____

(1) Voyez Reclus, *Manuel de l'herboriste*. Paris, 1888, et Héraud, *dictionnaire des Plantes médicinales*, 2ᵉ édition, Paris, 1884.

lures et cautériser les petites plaies. On l'emploie avec succès dans les contusions.

La *Belladone*, que l'on appelle aussi, ou du moins que l'on appelait jadis la *mandragore baccifère* (que d'histoires sur la Mandragore, depuis Boccace jusqu'à nos jours et qui ont été reconnues absolument fausses!) ou bien encore *Morelle furieuse!* devenue aujourd'hui le calmant à la mode, après toutefois le salicylate de soude et la toute moderne antipyrine. (Ô morphine, tu calmes, toi aussi, mais combien as-tu tué de tes déments adorateurs!)

Et le *Bouillon blanc*, si commun, qui, une fois séché, sert pour les infusions, décoctions, cataplasmes, et possède d'indiscutables propriétés calmantes, émollientes, pectorales et antispasmodiques?

Et voici toute une ribambelle de fleurs qui se pressent sous notre plume, poussent autour de notre encrier, demandant chacune une ligne alors que nous pourrions à peine les nommer une par une.

La *camomille* qui borde les grandes routes. On n'a qu'à se baisser pour ramasser une de ces plantes providentielles qui chassent la fièvre, tuent les vers et calment les agités.

La *centaurée*, d'une application constante.

Le fameux *tue-chien*, scientifiquement la *colchique* dont les prés, en septembre, sont comme infestés, dirions-nous, si la fleur n'avait un faux air de tulipe naine avec des teintes roses charmantes. Les goutteux la connaissent bien et savent lui rendre justice.

Attention, un poison! La *ciguë* qui fit mourir Socrate, mais qui aujourd'hui, après des préparations laborieuses, triomphe assez facilement des glandes,

des scrofules et est employée dans le traitement du cancer.

Autre poison, la *digitale* qui abonde dans nos chemins, sur nos fossés, dans les terrains secs et sablonneux, et qui a quelque affinité avec les glaïeuls de nos jardins. Les cardiaques en font toujours usage et s'en trouvent bien, soit en la buvant par gouttes, soit sous forme de pilules. Citons aussi le *coquelicot* de nos « blés d'or » dont les infusions agissent beaucoup sur les nerfs pour les détendre et les rafraîchir.

Et voici, sans ordre, tout le bataillon, tout le cortège connu ou inconnu de ces plantes que la médecine appelle journellement à son secours, plantes dont on fait de si charmants bouquets et qui, sans rancune, guérissent ceux qui les ont arrachées à leur sol natal : la *guimauve*, le *houblon*, le *lin*, la *mauve*, la *mélisse*, la *jusquiame*, le *pavot*, l'*oranger*, la *rhubarbe*, le *tilleul*, la *violette*, (jusqu'à la modeste violette !), l'*absinthe*, (l'horrible absinthe !), le *cresson*, le *lierre*, le *pissenlit*, la *scabieuse*, la *verveine* et le *mélilot*...

Et que sais-je encore ? J'en passe et non des moins salutaires, mais il faut savoir se borner ; bien que la nature, si prodigue en remèdes, nous convie à de véritables débauches d'énumération.

L'ARSENIC

C'était jadis, il n'y a pas si longtemps de cela, un des engouements de notre époque détraquée que l'usage de l'arsenic, sous toutes les formes et à toutes

les doses, même et surtout les plus invraisemblables.
Le corps humain est réellement une merveille à tous
les points de vue. On en fait pour ainsi dire ce que
l'on veut.

L'arsenic lui était, prétendait-on, souverainement
antipathique ; l'arsenic ne s'employait guère que
dans les drames de l'Ambigu, dans les laboratoires
d'embaumeurs ou les hypocrites pâtés que l'on sert
aux rats et souris, perpétuels envahisseurs de nos
domiciles et constante menace pour les garde-man-
ger les plus défendus. Les maquignons aussi s'en servaient et s'en servent encore les jours de marché,
quand ils veulent se débarrasser d'un *rossignol* bon
tout au plus pour l'équarrissage. Ils font avaler au
sujet une ration d'avoine double, à laquelle ils ont
mêlé de l'arsenic, et l'animal ressuscité piaffe, trotte,
galope, comme s'il venait d'avoir deux ans. Le poil
lui-même est plus lustré, l'œil plus vif et le factice
embonpoint qui arrondit l'animal trompe le spécialiste le plus subtil.

Séduit par les expériences concluantes, l'homme
se mit à manger de l'arsenic !

Nous n'en sommes plus à nous étonner des dévia-
tions du goût de nos contemporains. Nous avons vu
des femmes boire avec délice de l'eau de Cologne
et autres drogues généralement plus faites pour les
cabinets de toilette que pour l'estomac ; nous avons
vu des hommes (et nous pourrions en citer des
exemples restés célèbres dans la chronique mon-
daine d'aujourd'hui) se gorger d'éther au point de
provoquer des hallucinations d'un caractère tout
spécial et d'une gravité telle que les victimes de cette

funeste passion se voyaient forcées de se réfugier
dans une maison de santé quand de puissantes pro-
tections étaient parvenues à les arracher à la correc-
tionnelle ou à la cour d'assises. (1)

L'ingestion de l'arsenic, hâtons-nous de le dire,
ne produit pas les mêmes effets et ne présente peut-
être pas les mêmes dangers. Le terrible poison pris
à doses restreintes, à intervalles savammment pro-
longés, a sur tout l'organisme une influence que l'on
pourrait qualifier de bienfaisante si elle n'était malheureusement si éphémère. Et c'est précisément
cette surexcitation qu'amène l'intoxication qui en
fait tout le mal.

Les poumons, il est vrai, se sont élargis et ont
dans la poitrine un plus libre jeu ; les personnes, les
plus débiles se trouvent tout à coup des forces sur-
prenantes qui leur permettent des travaux inespé-
rés ; mais la dépression ne tarde pas à succéder à
l'effort, dépression profonde, pénible, pleine d'angoisses, à laquelle on ne remédie que par une nouvelle dose d'arsenic. Et la dose devient de plus en
plus considérable, comme on pense. La machine s'u-
se à ce jeu redoutable, et bientôt l'arsenicophage
n'est plus que l'ombre de lui-même, l'ombre de son
ombre ; il s'éteint. Ceci est fatal.

On a vu de ces malheureux prendre de leur poison favori 25 centigrammes par jour, quantité réellement stupéfiante, si l'on songe que deux centigrammes seulement peuvent troubler l'économie jusqu'à
en compromettre les fonctions les plus importantes,

(1) Voyez Beluze, *de l'Ethéromanie (Ann d'hyg* 1886, Tome XVI.
p. 539).

et que huit grammes au plus suffisent à tuer l'homme le plus robuste.

On m'objectera que l'estomac se familiarise avec le poison. L'histoire veut qu'Annibal y ait été absolument réfractaire, ce qu'il est difficile de croire, puisque sa mort est là pour nous prouver le contraire ; et que Mithridate absorbait tous les jours une dose prodigieuse d'un toxique quelconque qui pouvait bien être de l'arsenic.

Quoi qu'il en soit, l'arsenic était dans nos mœurs il y a trois ou quatre ans à peine. Cette coutume nous venait de Hongrie. Comme tout ce qui est nouveau, elle fit d'abord *florès* parmi nous et fut même préconisée par certains empiriques que la santé de leurs malades intéresse beaucoup moins que leurs louis ; mais l'enthousiasme se tarit assez promptement en France, et nous pouvons constater, non sans plaisir, que de nos jours l'arsenic a repris son ancien rôle dans la pharmacopée ordinaire et les préparations domestiques appliquées à toute autre chose qu'à notre alimentation.

Hélas ! pourquoi donc a-t-il fallu que notre pauvre humanité, un moment revenue de ses inconcevables égarements, se soit laissée encore une fois surprendre par une de ces malfaisantes passions acharnées à sa ruine et qui la feront un jour ou l'autre sombrer dans je ne sais quel lamentable abrutissement ?

LES PURGATIFS

Et voici que sous les caresses des premiers soleils apparaissent les premiers bourgeons. Dans quelques

jours nous aurons de l'ombre, non pas cette ombre
inquiète, étouffante qui tombe des nuages renfro-
gnés, mais l'ombre douce, légère et rafraîchissante
des arbres de nos boulevards, de nos promenades
et de nos squares. Que ne sommes-nous poëte pour
chanter ainsi qu'il conviendrait la gloire du renou-
veau! Mais le tout est encore de savoir si nous trouverions, pour rester à la hauteur de notre tâche, quelque formule inédite, quelque accent plus tendre ou
plus fier, plus pénétrant et plus original. Ces diables
de versificateurs ont accaparé toutes les images, ces
alouettes éprises de lumière, dans les filets de leur
outrecuidante imagination. La destinée, au lieu de
nous mettre en bandoulière la lyre ou le luth sym-
boliques, voire une simple guitare, nous a planté
entre les doigts un bistouri qui se retournerait contre nous-même si nous nous avisions de le troquer
contre une plume d'oie ou de fer, engin presque indispensable à la fabrication des fluides ou sonores
hémistiches qui ont tour à tour fait immortels Scribe
et Victor Hugo.

Purgez-vous, cher lecteur, puisque voici venir les
premiers beaux jours et qu'il faut que je vous parle
médecine.

Songez qu'à cette époque de fermentation universelle la masse du sang s'émeut tout entière dans le
corps humain, et c'est de globule à globule comme
un mot d'ordre de s'ébattre et de se révolter dans
son étroite prison. Oui, le sang, comme le vin dans
une cuve, a son ébullition caractéristique qui se
transmet au cerveau et lui suggère les fantaisies les
plus bizarres quand il ne l'incommode pas de gê-

nantes pesanteurs ou de lancinations inattendues.
Nous ne sommes après tout que des plantes et nous
participons nous aussi à cette grande vie de la nature qui se manifeste à ses époques et nous fait sentir en maîtresse ses bénignes ou malsaines influences. Ce ne sont donc pas les poètes qu'il faut lire en ce
moment, ô vous tous et toutes qui me lisez, c'est au
médecin qu'il vous faut vous adresser, et tous mes
confrères vous répondront comme moi, avec le même prosaïsme décevant, mais avec le même élan sin-
cère et spontané : Purgez-vous ! Purgez-vous !

Que si vous m'interrogez sur le mode de purgation
que vous emploierez, je ne sais trop comment vous
répondre. C'est affaire de tempérament. A l'un l'huile de ricin onctueuse ; à l'autre l'impétueuse aloès;
d'autres préféreront l'Hunyadi Janos; quelques-uns
n'ont d'estime que pour le sel de magnésie Le Roy
ou les pilules laxatives de Brain (ce en quoi nous ne
les blâmons pas); Les docteurs Franck et Dehaut ont
attaché leurs noms à de méritoires pilules, et la po-
dophylline a cours dans les classes aisées. Qui donc
pourra nous dire, même approximativement, de combien de manières l'espèce humaine peut être purgée?
Chacun n'a-t-il pas la sienne ? Et nous sommes convaincu que c'est la meilleure.

Quant à nous qui n'en recommandons aucune, nous
continuerons à crier de toute la force de nos poumons à nos contemporains : « Lorsque l'âpre hiver
aura fait sa saison, et que les marronniers gonflés de
sève annonceront par la joyeuse et plantureuse rougeur de leurs branches, par le suintement apoplec-
tique de leurs bourgeons, corsets bruns qui vont

bientôt crever pour l'éclosion des petits bouquets verts et poisseux, futures feuilles, lorsque, dis-je, les marronniers ressusciteront ainsi que les lilas embaumés, ami lecteur, purgez-vous tout simplement.

Et, si vous voulez m'en croire, ne vous laissez pas aller à une joie funeste sous la tiède influence des soleils prématurés. Vous êtes, à n'en pas douter, porteur de flanelle ; conservez précieusement cette flanelle ; faites mieux, ne la quittez jamais. Quand on a commencé, il faut aller jusqu'au bout. Ne changez pas précipitamment l'étoffe de vos vêtements. Les soirées sont fraîches ; quelque haleine des dernières gelées est encore restée dans la brise des nuits ; pas d'imprudence si vous ne voulez ouvrir la porte à des infirmités d'autant plus redoutables qu'elles vous atteindront, comme je l'ai dit, dans une sorte de renouvellement de votre organisme.

Et puisqu'ici-bas il faut se défier de toutes choses, même et surtout des meilleures, n'ayez qu'une médiocre confiance dans le soleil des derniers jours de mars et d'avril. Ses perfides rayons distillent des fièvres particulières et des rhumes tenaces. Ce n'est pas que sur les gens sains il ait une influence autrement pernicieuse, mais tout commencement de maladie nouvelle éveille un germe de maladie qui couve, et les complications surviennent qui déroutent la science du médecin et le soumettent encore à cette humiliation de reconnaître le peu qu'il est devant certaines affections.

LA TRANSFUSION DU SANG

Aujourd'hui, la transfusion qui consiste à faire passer le sang des vaisseaux d'un animal dans ceux d'un autre, est fréquemment appliquée pour combattre l'épuisement occasionné par les hémorrhagies.

Nous allons indiquer en quoi consiste cette opération délicate condamnée en 1668 par le Châtelet de Paris.

Cette date seule montre que la transfusion a été tentée depuis longtemps déjà.

C'est au quinzième siècle que l'on trouve les premiers vestiges de l'opération.

En effet, Villari (1) raconte que le pape Innocent VII était plongé dans une somnolence telle que par instants il semblait mort : tout avait été employé en vain pour réveiller sa vie épuisée, lorsqu'un médecin juif proposa de lui transfuser le sang d'une jeune personne, expérience qui n'avait été jusque-là tentée que sur des animaux. Trois fois on pratiqua l'opération qui coûta la vie à trois jeunes hommes ; sans doute on avait laissé pénétrer de l'air dans les veines de ces *donneurs de sang*, accident mortel que les nouvelles méthodes ont fait disparaître. Le pape ne fut pas sauvé et mourut le 25 avril 1492.

Ainsi, dès le quinzième siècle, la transfusion avait été pratiquée sur l'homme avec du sang humain.

(1) Villari. *Vie de Jérôme Savonarole.*

Libavius donne la description de la transfusion en 1615.

En 1625, Giovanni Colle, de Padoue, en parle déjà comme un des moyens de prolonger la vie.

Mais l'ignorance des phénomènes de la circulation et de la composition du sang ont pendant longtemps entouré cette opération d'une foule de dangers et d'hésitations.

Ce n'est réellement qu'après la découverte de la circulation du sang dans les vaisseaux que commença l'application de la méthode expérimentale qui devait conduire à la solution du problème.

En France, en Angleterre, en Allemagne, de nombreuses expériences furent pratiquées sur les animaux, et les succès obtenus conduisirent Tardy à démontrer que la transfusion de *veine à veine* était préférable à la transfusion *d'artère à veine*.

Si la transfusion a eu, dès le début, de nombreux partisans, elle a eu aussi ses adversaires, et malgré les heureux effets obtenus en transfusant aux malades du sang humain et même du sang des animaux, Denys, qui avait prolongé en 1667 la vie d'un malade en lui transfusant du sang de veau, n'en vit pas moins la justice prononcer la sentence suivante sur le point qui nous occupe : « Pour pratiquer librement la transfusion, il faudra désormais avoir l'approbation de quelques médecins de Paris. »

Jusqu'en 1815, cette opération tomba dans l'oubli, mais à cette époque, Blundell, en Angleterre, fit un grand nombre d'expériences sur les animaux et surtout sur des chiens ; ce fut la résurrection de la transfusion, et en 1823, Milne-Edwards put déclarer que

*dans les maladies graves on peut avoir recours à la
transfusion.*

Les recherches dont cette opération a été l'objet
depuis cette époque n'ont pas peu contribué à la
faire entrer dans la pratique. Néanmoins, il fallait
perfectionner les méthodes anciennes, il fallait en
écarter les dangers, non seulement pour le malade,
mais aussi pour le *donneur de sang*, depuis que l'expérience a démontré que le sang humain seul pouvait être transfusé à l'homme avec succès.

La première condition pour opérer *la transfusion*,
dit le docteur Roussel (1) est de ne pas injecter de
l'air dans les veines du malade. Cet accident qui
aurait pour résultat de former autour de chaque
bulle d'air une sorte de membrane fibrineuse,
comme l'a observé l'auteur, entraînerait forcément
des désordres dont la mort serait la conséquence.

*La deuxième condition est de ne pas exposer le
sang au contact de l'air.* Tout le monde a pu observer
ce qui arrive lorsque du sang est mis au contact de
l'air : sous l'influence de l'air, et dans quelques se-
condes à peine, le sang se décompose en deux parties,
l'une solide, le *caillot*, et l'autre liquide, le *sérum.*

Le docteur Roussel nous montre quels échecs
furent réservés à tous les opérateurs qui appliquè-
rent récemment encore des méthodes permettant
au sang de rencontrer de l'air dans les instruments
où il passait. A peine tiré le sang se coagulait, il fallait le jeter, puis demander une nouvelle quantité

______

(1) Roussel,*la transfusions (Union médicale* 1881) et Oré, *Dictionnaire de médecine et de chirurgie pratiques* de Jaccoud. Art. *Transfusion.* Paris, 1884,Tome XXXVI.

de sang au fournisseur qu'épuisaient ainsi ces saignées successives. Il est nécessaire que le sang ne sorte de la veine attaquée qu'au fur et à mesure qu'il pénètre dans la veine du transfusé; de plus, il faut envoyer vers le cœur de l'opéré une série d'ondées sanguines, se succédant selon le rythme des battements de ce cœur.

Le sang transfusé *doit être veineux* et le transfuseur doit ressembler à un cœur artificiel aspirant et foulant, capable de faire progresser le sang.

La saignée faite au donneur de sang doit être pratiquée dans l'appareil, afin que le sang ne soit même pas vu au dehors, puisqu'il est d'une telle délicatesse qu'un seul regard le fait mourir.

Le sang d'un animal ne peut être utilement transmis à l'homme; ce fait a été empiriquement démontré par les échecs de Denys et Emmeretz, qui tentèrent plusieurs fois la transfusion à l'homme du sang de mouton et de veau.

On a maintes fois essayé d'ajouter au sang des substances fluidifiantes qui devaient l'empêcher de se coaguler; « mais, dit le docteur Roussel, ces opérations n'ont pas plus le droit d'usurper le nom de *transfusion*, que ne l'a cette conception singulière nommée par Gesellius : *Transfusion du sang capillaire.* »

Le transfuseur direct du docteur Roussel est entièrement construit de caoutchouc pur, souple ou durci, substance végétale d'une dureté et d'une pureté inaltérables, bon conservateur du calorique, et sans effets catalytiques sur les liquides animaux. Il forme entre les deux circulations une anastomose fermée à l'air extérieur et vidée d'air par un courant d'eau entrant d'un bout par un tube aspirateur spécial et sortant de l'autre par un embranchement voisin de la canule afférente, avant l'arrivée du courant *sanguin*.

Le sang pénètre largement dans le transfuseur par l'ouverture d'une saignée, opérée sous une couche d'eau au moyen d'une lancette contenue dans la tête de l'appareil. Cette lancette est à deux pointes qui, descendant à cheval sur la veine, l'empêchent de rouler, et tout en pratiquant une incision de profondeur minimum, elle taille les parois latérales et la paroi supérieure de la veine, sans pouvoir jamais atteindre la paroi postérieure.

La tête de l'instrument est adaptée à la veine du donneur, non par une ligature, mais par une ventouse annulaire fixée par la succion d'un ballon spécial. Ni le sang, ni l'eau ne pénètrent dans la canule de succion, qui ne sert que de base de fixation imperméable à l'air extérieur.

Préparation de la veine de l'opéré. — La veine du sujet à transfuser est rétractée et d'un très petit calibre, s'il s'agit d'un anémique chronique, ou aplatie, vidée et cachée sous une peau épaisse doublée d'un abondant tissu cellulo-graisseux, s'il s'agit d'un sujet frappé d'hémorragies foudroyantes ; il est impossible de pouvoir pénétrer sûrement dans cette veine par une ponction à travers la peau avec un trocart métallique ; sa présence, du reste, prédispose le sang du sujet à la coagulation, et son étroitesse ne fournit pas un assez grand courant de sang. Une large canule est nécessaire.

C'est une des veines du pli du coude que l'on choisit d'habitude, mais il peut y avoir avantage à choisir une veine éloignée du cœur.

Il y a double intérêt à ne pas répandre le sang du sujet, parce que le sang, baignant les tissus, obscurcit le champ opératoire et empêche de bien discerner la veine dans laquelle il s'agit de pénétrer.

Le donneur de sang, homme ou femme, a été choisi sain, vigoureux et à veines saillantes. On recherche le trajet de l'artère humérale et on le trace à la plume dans l'intention de s'en écarter autant que possible ; on place sur le biceps le bandage classique de la saignée, et l'on choisit la veine la plus turgide, la plus éloignée de l'artère, et celle au-dessus de laquelle la ventouse adhère le mieux.

Lorsqu'au moyen du tube aspirateur, l'eau a rempli de ce liquide le cylindre, couvre la peau au-dessus de la veine, baigne la lancette et s'échappe par un embranchement après avoir chassé l'air, l'on saigne le donneur de sang par un coup sec appliqué sur la tête de la lancette.

Le sang jaillit de la veine ouverte ; il repousse devant lui l'eau qui venait de repousser l'air, puis il se présente à l'embranchement terminal. Entre le tube d'issue de l'eau et la canule afférente est ajusté *un clamp* qui peut alternativement fermer les deux tubes. La transfusion s'exécute alors par pressions successives sur le ballon moteur, au nombre de 5 à 6 par minute ; ce qui envoie environ un demi-gramme de sang à chaque diastole du cœur de l'opéré.

La *dose du sang transfusé* varie selon les cas. Par fois le docteur Roussel a transfusé 200 à 250 grammes de sang ; d'autres fois il s'est contenté de 100 à 150 grammes, chez les malades. Son avis est que l'on n'obtient de convalescences franches que par de grandes doses.

LES EAUX ET LES VILLES D'EAUX MINÉRALES

Enfiévré des nuits de décembre (et d'autres) pendant lesquelles on a longtemps dansé et soupé, Paris, pour une notable portion de la grande clientèle médicale, va redemander aux stations balnéaires et aux sources thermales l'équitable compensation des forces disparues ou si joyeusement dépensées.

Le grand problème, problème qui s'agite ordinairement entre le médecin et le mari, pendant que madame tousse sur le canapé et se gorge de pastilles anodines, est de savoir où l'on ira. Il ne s'agit pas toujours, en pareille occurrence, de choisir les eaux propices à une régénération physique après laquelle on roucoule et soupire longuement. Non, ça dépendra beaucoup de la société qui se réunit de préférence à tel ou tel endroit, dans les Pyrénées, la Savoie, les Vosges, ou tout simplement Vichy.

Médecin, nous devons nous contenter de donner ici la valeur médicale des eaux des stations qui sont d'ordinaire les plus fréquentées de ce monde spécial.

Vichy (Allier) sera tout indiqué pour les personnes qui souffrent des nombreuses affections que nous allons énumérer sans pitié : *Gravelle, calculs de reins, goutte, calculs biliaires, engorgement du foie, chlorose, dyspepsies, diabète, affections chroni-*

ques de l'intestin, albuminurie. Comme on voit, Vichy a sa raison d'être, et sa saison est d'ailleurs très suivie autant que son casino et ses... petits chevaux. La santé y trouve son compte, et si la bourse y reçoit de graves atteintes, ce n'est plus notre affaire.

Au Mont-Dore (Puy-de-Dôme), nous conseillons une petite excursion d'un bon mois à tous les malades qui se plaignent de *bronchite chronique,* de *congestion pulmonaire,* d'*asthme,* de *laryngite chronique,* de *rhumatisme,* d'*aphonie,* et à tous ceux encore qui ont senti les premières atteintes de la *phthisie pulmonaire,* à quelque degré que ce soit.

Les Vosges sont à juste titre fières de Contréxeville, dont les eaux ne sont pas supérieures à celles de Vichy, mais ont des propriétés plus universelles.

Et, tout près de nous n'avons-nous pas Enghien, trop méconnu, où l'on rentre chez soi le soir éreinté d'une journée de travail à Paris, mais qui, comme « ville d'eau » joint le charme au mérite.

Vous doutez-vous seulement de tout ce que les eaux d'Enghien peuvent (si l'on veut toutefois s'astreindre à un régime sévère) guérir d'infirmités ? Comptez, si bon vous semble sur vos doigts : Catarrhe pulmonaire ; Congestion chronique des poumons ; Rhumatisme chronique ; Engorgements articulaires ; Scrofules ; Herpétisme ; Phthisie.

Rien que cela, et c'est à deux pas de chez-nous ! C'est précisément l'inconvénient d'Enghien. Une centaine de kilomètres de plus et cette station abonderait en rhumatisants, en herpétiques, en scrofuleux et en phthisiques. Ce ne serait peut-être pas là une société bien joviale pour ceux qui aiment à rire tout en soignant leur petite santé, mais nous nous sentons peu en humeur de plaisanter devant l'effroyable série d'affections à laquelle notre humanité est en proie.

Les eaux de Cauterets (Hautes-Pyrénées) ne sont pas encore déchues de leur ancienne splendeur, et Plombières des Vosges fait une énergique concurrence à Contréxeville, sa cadette dans la mode.

Il nous serait difficile de passer sous silence Pougues (Nièvre) et la Bourboule (Puy-de-Dôme).

Les eaux de Pougues se servent sur toutes les tables et sont excitantes par les alcalins qu'elles renferment et très toniques par le fer qu'elles tiennent en dissolution.

Les bains de la Bourboule ont guéri un certain nombre de fiévreux, d'anémiques, de rhumatisants et de goutteux. Pour ces derniers seulement il y a eu non guérison, mais soulagement très appréciable, ce qui est déjà quelque chose.

Rien non plus ne vous empêche d'aller à Evian, à Capvern, à Balarue, aux deux Bagnères de Bigorre et de Luchon et autres Lamalou, pourvu que vous y puisiez beaucoup d'exercice, un peu d'eau, et régulièrement, sans trop fréquenter les casinos, les théâtres et les soirées dont on ne saurait se passer tout esclave volontaire du *high life*, tout partisan fanatique du *very select*, tous ceux qui rougiraient en un mot de ne pas être suffisamment *fin de siècle*.

Avant de boucler vos malles, n'oubliez pas le médecin !

TABLE DES MATIÈRES

Médicaments et Médications à la Mode

Imp. G. MORAND, 47, rue Bannier, Orléans.

HYGIÈNE DE LA PREMIÈRE ENFANCE

GUIDE DES MÈRES POUR L'ALLAITEMENT, LE SEVRAGE ET LE CHOIX DES NOURR

Par le docteur E. BOUCHUT

Médecin de l'Hôpital des enfants malades

Huitième édition.

1 vol. in-18 jésus, de 460 pages, avec 53 figures.......... 3 fr. 50

LES SIGNES DE LA MORT

ET LES MOYENS DE PRÉVENIR LES INHUMATIONS PRÉMATURÉE

Par le docteur E. BOUCHUT

Troisième édition.

1 vol. in-18 jésus, avec figures...................... 3 fr. 50

SCÈNES DE LA VIE MÉDICALE

Par le docteur CYR

1 vol. in-18 jésus, de 300 pages...................... 3 fr. 50

L'ART DE PROLONGER LA VIE

Par le docteur C.-W. HUFELAND

1 vol. in-18 jésus, de xiv-648 pages.................... 3 fr. 50

LA SOBRIÉTÉ

CONSEILS POUR VIVRE LONGTEMPS

Par L. CORNARO

1 vol. in-18 jésus, de 243 pages, avec 5 planches........ 3 fr. 50

ENVOI FRANCO CONTRE UN MANDAT SUR LA POSTE

LES PASSIONS

DANGERS ET INCONVÉNIENTS POUR LES INDIVIDUS, LA FAMILLE ET LA SOCIÉTÉ

HYGIÈNE MORALE ET SOCIALE

Par le docteur L. BERGERET

1 vol. in-18 jésus............................ 3 fr. 50

HYGIÈNE DE LA VOIX PARLÉE OU CHANTÉE

Par le docteur MANDL

Deuxième édition.

1 vol. in-18 jésus, de 320 pages, avec figures............ 4 fr. 50

LES MALADIES DE L'ENFANCE

DESCRIPTION ET TRAITEMENT

Par le docteur M. JOUSSET

1 vol. in-18 jésus, de 400 pages..................... 3 fr. 50

LES MALADIES DE LA PEAU CHEZ LES ENFANTS

Par le docteur Ch. CAILLAULT

1 vol. in-18 jésus, de 400 pages..................... 3 fr. 50

COMMENT ON DEVIENT HOMŒOPATHE

Par le docteur A. TESTE

Troisième édition.

1 vol. in-18 jésus, de 322 pages..................... 3 fr. 50

ENVOI FRANCO CONTRE UN MANDAT SUR LA POSTE

LA MÉDECINE HOMŒOPATHIQUE

THÉRAPEUTIQUE ET PHARMACODYNAMIQUE

Par le docteur GRIESSELICH

1 vol. in-18 jésus...................... 3 fr. 50

L'HOMŒOPATHIE

A LA PORTÉE DE TOUT LE MONDE

Par le docteur T. ORIARD

Troisième édition.

1 vol. in-18 jésus, de 370 pages...................... 3 fr. 50

MÉDECINE ET MŒURS DE L'ANCIENNE ROME

D'APRÈS LES POËTES LATINS

Par le docteur Ed. DUPOUY

1 vol. in-16, 430 pages.. .... 3 fr. 50

HISTOIRE DE LA GÉNÉRATION

CHEZ L'HOMME ET CHEZ LA FEMME

Par le docteur David RICHARD

Troisième édition.

1 vol. in-18 jésus, 332 pages avec figures.............. 3 fr. 50

HYGIÈNE DE LA GROSSESSE

Par le docteur Ad. OLLIVIER

1 vol. in-16, avec figures...................... 3 fr. 50

ENVOI FRANCO CONTRE UN MANDAT SUR LA POSTE

LES DENTS DE NOS ENFANTS

CONSEILS AUX MÈRES DE FAMILLE

Par le docteur BRAMSEN

1 vol. in-16, avec 50 figures............................ 2 fr. »

LES ENFANTS AUX BAINS DE MER

Par le docteur MONTEUUIS

1 vol. in-16, avec figures............................ 2 fr. »

HYGIÈNE RELIGIEUSE ET SCIENTIFIQUE

Par L. ALLIOT

1 vol. in-16, de 183 pages, avec figures............... 2 fr. »

HYGIÈNE MORALE

L'HOMME, LA VIE, L'INSTINCT, LA CURIOSITÉ, L'IMITATION, L'HABITUDE, LA MÉMOIRE, L'IMAGINATION, LA VOLONTÉ

Par le docteur Paul JOLLY

1 vol. in-16.. 2 fr. »

LES MAISONS D'HABITATION

LEUR CONSTRUCTION ET LEUR AMÉNAGEMENT, SELON LES RÈGLES DE L'HYGIÈNE

Par W.-H. CORFIELD

1 vol. in-16, de 160 pages, avec 54 figures.............. 2 fr. »

HYGIÈNE DE LA VUE

Par le docteur A. MAGNE

Quatrième édition

1 vol. in-16, avec figures............................ 2 fr. »

ENVOI FRANCO CONTRE UN MANDAT SUR LA POSTE